あなたの臨床研究応援します

著／新谷 歩（大阪市立大学大学院医学研究科医療統計学講座）

Discover how we can support your clinical research.

医療統計につながる
正しい研究デザイン、
観察研究の効果的なデータ解析

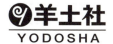

はじめに

医師は統計を恐れるあまり，統計手法にしか注意を払わなくなる？

　「新規に開発された降圧剤の効果を見るために，治療の前後で血圧を比べたいのですが，どういう検定を用いたらよいでしょうか」など，収集したデータの解析法についてたくさんの相談がよせられます．統計解析の手法が正しくても，データの集め方が間違っていれば，正しい結果は得られません．そもそも前後比較をしてよいのか，検定法を考える前に，データをどうとるのがよいか，研究デザインについてまずは考えてみましょう．ここで問診です．次の質問に心当たりはありませんか．

　研究に入ってもらった患者さん全員に介入治療を受けてほしい．治療を受ける前と後のデータを比べるのはどうですか？

　まずは自分の施設だけで患者さんのデータを採って研究をしてみたい．お勧めの研究デザインは何ですか？

　観察研究と介入研究のどちらから始めるべきですか？　観察研究は意味がないので介入研究をやれといわれました．

研究を始めようとしている多くの方々から聞かれる，代表的な質問を膨らませて本書は構成されています．正しい結果を出すためには，正しい解析手法はもちろん，まずはデータを正しく集めなければなりません．本書では，正しくデータを集めるために研究をどう計画すべきかについて，研究者に絶対に押さえてもらいたいポイントを説明しています．

　臨床研究は利益と不利益のバランスで考えることが大切です．不利益は被験者に対するリスクなどを指し，利益とは研究の科学性を指します．「被験者に研究目的で侵襲行為を行うような介入研究」では被験者に対してリスクが多い分，科学性のしっかりした研究を計画することが大切です．

　一方，解析に使用するデータがすべて日常診療から得られているような観察研究は，被験者に対するリスクが低くデータは集めやすいものの，データにはいろいろな要素が絡みあっています．結果の科学性は，その絡んだ糸を解析手法を用いて，いかに正しく解きほぐすか，で決まります．本書では「介入研究」では特に研究デザインについて，観察研究ではデータの解析法について視点を変えながら，臨床研究に必要な基礎知識をアドバイスしています．

　以下では1章ごとに研究者からよく聞かれるQ&Aをお示しします．そして対話に関連する用語の整理と臨床試験の「考え方」を順に説明していきます．一通り整理できたところであらためて対話を振り返ってみましょう．本書を読み終わったときに，臨床研究で押さえるべきポイントが整理できれば大変嬉しいです．

Contents

● はじめに
　〜医師は統計を恐れるあまり，統計手法にしか注意を払わなくなる？ ……… 2

1章　間違いだらけの臨床研究デザイン

1.1　単群試験にご注意 〜比較群がない試験は… …………………… 10
　1.1.1　科学性と正しい引き算 …………………………………………… 13
　1.1.2　比較群 ……………………………………………………………… 23
　1.1.3　研究の設定 〜無作為化，盲検化〜 …………………………… 27
　1.1.4　症例数計算 ………………………………………………………… 34
　1.1.5　単群試験の症例数計算 …………………………………………… 36
　1.1.6　単群試験に陥りかけたときは …………………………………… 40

1.2　前後比較の落とし穴 ……………………………………………… 44
　1.2.1　統計的にはよいがデザイン的にはNG …………………………… 46
　1.2.2　前後試験に陥りかけたときは …………………………………… 49

1.3　臨床研究の作法 …………………………………………………… 54
　1.3.1　ホームランばかりを狙わない …………………………………… 57
　1.3.2　分類 ………………………………………………………………… 59
　1.3.3　研究の設定 〜研究時期，研究場所〜 ………………………… 67
　1.3.4　致命的な欠陥 ……………………………………………………… 69

Column
・追跡開始後に起こる暴露 …………………………………………………… 21
・外的妥当性と内的妥当性 …………………………………………………… 32
・FDA新薬開発におけるヒストリカル対照活用例 ………………………… 43
・"統計的有意差を撲滅すべき" ……………………………………………… 53
・ネットワークメタ解析 ……………………………………………………… 94
・傾向スコアによる背景調整 ……………………………………………… 115
・操作変数法による背景調整 ……………………………………………… 136

2章 観察研究のトリセツ

2.1 観察研究のポテンシャル …… 74
- **2.1.1** 分類と科学性 … 76
- **2.1.2** 特定臨床研究とは … 79
- **2.1.3** 分類とリスク … 86
- **2.1.4** 分類とバランス … 88

2.2 治療効果 〜治療効果ありというためのポイントは… …… 96
- **2.2.1** 患者背景がずれることで起こる問題 … 98
- **2.2.2** 交絡 … 101
- **2.2.3** 回帰モデルの選び方 … 109

2.3 リスク因子の解析 〜リスク因子はこれというためのポイントは… …… 116
- **2.3.1** リスク解析のポイント … 118
- **2.3.2** 組み込める背景因子 … 121
- **2.3.3** 再現性の確認 … 125
- **2.3.4** インターアクション … 129

3章 観察研究における効果的なデータ解析

- **3.A** 少数因子だけを調整する方法と注意点 …… 140
- **3.B** 中間因子がある場合の方法と注意点 …… 144
- **3.C** 非線形解析の方法と注意点 …… 151
- **3.D** 欠損値補完の方法と注意点 …… 157
- **3.E** 不死身バイアスの考え方と注意点 …… 162
- **3.F** リピートデータ解析の方法と注意点 …… 166

● メッセージ
〜そして，どのような臨床研究を目指せばよいのか？ …… 170

● 索引 …… 172

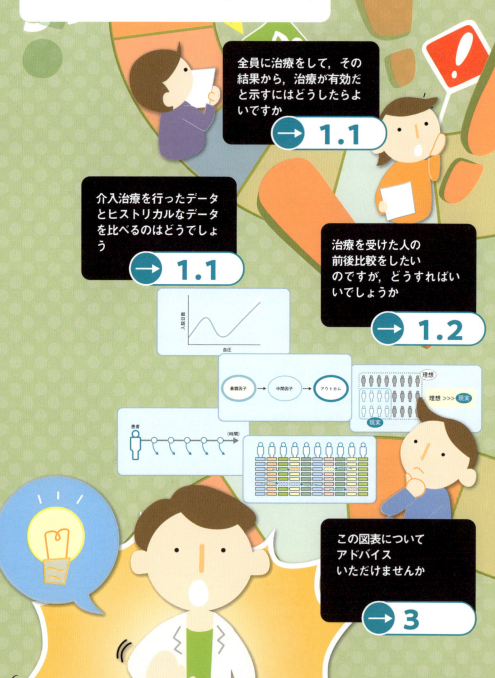

「電子カルテのデータを用いて適当に有意差を出して」と言われまして．
→ 1.3

研究デザインはどう分類できて，それぞれの違いとメリット・デメリットはどこにありますか
→ 1.3

既存の手術法を一部改良してその効果を調べる臨床研究を行いたく，介入研究をどうやって行えばよいですか
→ 2.1

高齢者で，ある薬を用いた場合の有害事象の頻度を比べるとき，比較群は85歳以上と85歳未満に分けるべきでしょうか
→ 2.3

すでに出回っている新薬の効果を調べたいのですが，研究はどう進めればよいですか
→ 2.2

第1章

間違いだらけの臨床研究デザイン

1. 間違いだらけの臨床研究デザイン

1.1 単群試験にご注意
―比較群がない試験は…

研究に入ってもらった患者さん全員に介入治療を受けてほしいと考えました．患者さん全員にある薬を投与してその結果をみたいです．

それは全員に介入を行う**単群試験**を組みたいということですね．臨床研究には原則，比較群が必要です．比較群がないと**科学性**が地に落ちます．なぜ**比較群**が置けないのでしょうか？

置けないというよりも，治療を受けていない人の結果は生存率が50％とわかっているので，それをコントロールとして用いたらよいのではないでしょうか？

「治療を受けていない人の結果がわかっている」となぜ言い切れるのでしょうか？研究の結果はそれぞれの**研究の設定**により大きく異なります．「治療を受けていない人の結果がわかっている」ということを理論立てて説明できない場合は，わかっているとは言えませんよ．

それでは，研究に参加しなかった患者さんで介入治療を受けていない人を比較群にすればどうでしょうか．

　NGです．研究に参加したいと手を挙げた患者さんとそうでない患者さんのデータにはさまざまな違いが起こりえます．その違いがバイアスになり比較群間で**正しい引き算**ができません．原則として研究のデザインが違うデータを比較することはできないのです．研究のデザインとは，RCTや観察研究などを指します．

　正直なところ，研究薬で治療できない患者さんに研究に参加してもらうことに気が引けます．

　必ず効果があるとわかっているのであれば，そもそも研究を行う意味もありません．効果があるかないかがわからないからこそ，そこを研究するのです．そのうえで研究デザインを考えていきましょう．例えば**無作為化**や**盲検化**をどうするか．

　無作為化を行うと，患者さんが研究に入ってくれなくなるのでやりたくありません．

介入研究を行えば患者さんが負うべきリスクも大きくなりますし，臨床研究法が適用され，研究もかなりしっかり計画しなければなりません．研究から得られる利益（科学性）が大きくなければ，そんな研究を行う意味はあまりありません．無作為化を行いたくないのであれば，臨床ですでに存在しているデータで研究をしてみてはどうでしょうか．

> **臨床研究法施行規則　第十条**
>
> 研究責任医師及び研究分担医師は，臨床研究の対象となる疾患及び当該疾患に関連する分野について，十分な科学的知見並びに医療に関する経験及び知識を有し，かつ，臨床研究に関する倫理に配慮して当該臨床研究を適正に実施するための十分な教育及び訓練を受けていなければならない．
>
> 2　研究責任医師は，臨床研究を実施する場合には，その安全性及び妥当性について，科学的文献その他の関連する情報又は十分な実験の結果に基づき，倫理的及び科学的観点から十分検討しなければならない．

臨床研究法では，倫理のみでなく研究の妥当性および科学性について「十分な教育及び訓練を受ける」ことを研究者の責務と定めています．研究の科学性を理解するには疫学的知識や統計学を学ぶことが大変重要です．本書では研究の科学性について研究者に知って欲しい研究デザインや統計解析の手法についてまとめています．

- 科学性とは，正しい引き算とは，どういうことか？
- 研究デザイン検討時にどこに気をつければよいか？
- いかにして症例数計算をするか？

1.1.1 科学性と正しい引き算

　私が日本に戻ってから，非常によく目にする研究デザインに「シングルアームのヒストリカルデータとの比較」というのがあります．シングルアームとは，**単群試験**，つまり，研究に入った人すべてに研究対象となる治療を施すという**全員介入の試験**を指します．単群試験は，介入を施すという面で患者さんへのリスクが発生する割には科学性の点で得るものがないのです．

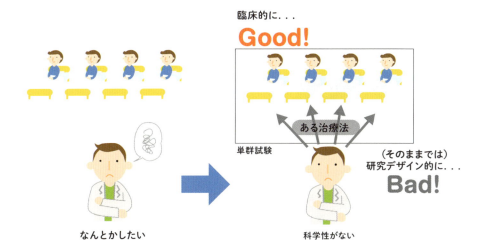

科学性をもとう

　臨床研究を計画する際には，その研究から得られる利益と不利益の双方向から考えます．研究の利益とは科学性，不利益とは患者さんに対するリスクです．科学性がリスクを上回る研究を行うことが重要となります．

　科学性というと一般に科学という用語もよく使われるので，客観性，データに立脚する，再現性がある，などさまざまなイメージが湧くかもしれません．臨床研究における科学性とは「信頼性」あるいは「エビデンスレベル」のことで，臨床研究においては信頼性が高い，エビデンスレベルが高い状態，が好ましいとされています．

科学性は**得られた結果にバイアスがないかどうか**で決まります．バイアスとは偏りのことです．アウトカムに影響を及ぼすさまざまな要因が，比較群間で偏りある場合に，その偏りの影響で研究で得られた結果が間違ってしまうのです．

介入研究で多く用いられる無作為化や盲検化（→p27, p28）によって，アウトカムに影響を及ぼすさまざまな要因の偏りを防ぐことから，無作為化や盲検化のできている研究は最も科学性が高いとされています．

バイアスとは偏りのこと．
無作為化や盲検化のできている研究は
最も科学性が高い

エラーには2種類ある

測定誤差やデータの抜け落ちなどアウトカムに影響を及ぼすエラーが，比較群間で偏りなく起こる場合は，**ランダムなエラー**とみなします．ランダムなエラーによって解析の精度自体は下がってしまいますが，データのエラーが比較群間でランダムに起こるので偏り（バイアス）にはなりません．偏りが起こらなければそれほど問題視する必要はありません（もちろんエラーはない方がよいのですが）．ランダムなエラーは解析の精度を落とすエラーにはなるものの，これは研究対象者の数を増やし，解析の精度を増すことでエラーの影響を少なくすることができるのです．一方，**偏りがあるエラー（バイアス）**は症例数をいくら増やしても解決できないばかりか，症例数を増やすとバイアスを帯びたまま統計的な有意差が出てしまうので，それが間違ったエビデンスとなりうることからより致命的なエラーとされています．

研究の科学性を評価するとき，まずこのバイアスがあるかないかを評価します．バイアスとは「研究対象となる因子以外で，アウトカムに影響を及ぼす要因が比較群間で同じように起こっているか（偏っていないか）どうか」という観点から考えれば非常にわかりやすいです．

例えば「新薬は既存薬に比べて心臓病の発症リスクを軽減する」ということを調べたい場合を考えてみましょう．このとき新薬で治療された人に，もともと心臓病に対してリスクの高い人が多く含まれているとしましょう．この場合，新薬の効果とは関係なく，新薬を用いた対象者には心臓病が必要以上に多く発症するので，新薬に不利なバイアスが生じてしまいます．このとき，誰を新薬で治療するのかをランダムに決められれば，比較群間で心臓病に対するリスクは同じになるので，バイアスは起こらないのです．

ランダムなエラーは解析の精度を落とすが
工夫によって影響を少なくできる

正しい引き算をしよう

　アウトカムに影響を及ぼす要因は無数に存在します．患者さんの心理的な効果もその1つです．臨床研究においての科学性とは，この心理的な効果のように真の治療効果とは無関係にアウトカムに影響を及ぼす因子をゼロにする（なくす）努力をすることではありません．研究対象の治療を受けない患者さんでもそれらが同じように起こる**正しい比較群**をつくり，治療をした患者さんと比べることにより，アウトカムに影響を及ぼす因子の効果を帳消し（引き算）にすることができるのです．これを本書では「**正しい引き算**」とよぶことにします．特に治療法などの有効性を判断するための研究では，正しい引き算ができるよう必ず比較群が必要となります．

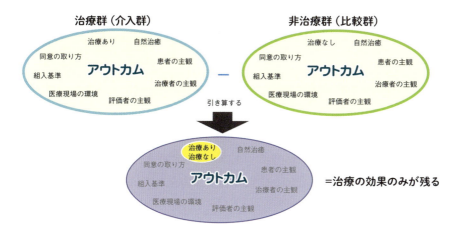

正しい引き算＝正しい比較群をつくり比べることにより，治療以外の影響を帳消しにする

　ここでアウトカムに影響を及ぼす要因のうち代表的なものを見てみましょう．治療以外でアウトカムに影響するものは大変多く存在しますが，ここでは特に以下の8つについて説明します．

❶ 被験者の自然治癒力
❷ 被験者の主観
❸ 同意の取り方
❹ 組入れ基準
❺ 治療者の主観
❻ 評価者の主観
❼ 医療現場の環境
❽ データを収集するタイミング

❶ 被験者の自然治癒力

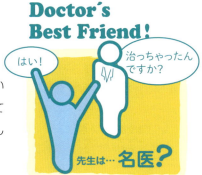

　とある患者さんとの会話です．
「先生，ありがとうございました．先生はたいへんな名医ですね．先生の診察の後, 1週間寝ていたらインフルエンザがすっかり治りました！」

　こんなことを言われても，全く嬉しくはありませんね．なぜって，たいていの場合インフルエンザは普段健康な人であれば1週間寝ていれば治るもの．これが自然治癒力です．通常，感染症などは，時間によって改善しやすいと言われています．2回目の診察時には自然によくなっている可能性が高いものです．私が学んだオランダの臨床疫学の先生は「自然治癒力はDoctor's Best Friend」とよんでいましたっけ．自然治癒力には病気の状態も含まれます．

❷ 被験者の主観

プラセボ効果	モニター効果
全く効果のない成分でつくられた薬（プラセボ）でも，よくなりたいという思いが強い患者さんであればあるほど，効果があるかもと期待し，心理的な作用（思い込み）で病気自体がよくなってしまうこと．	患者さんが研究に参加していることを自覚することで，みられていることを意識し，病気自体がよくなるという心理的な効果．

患者さん（被験者）の主観には代表的なものに**プラセボ効果**と**モニター効果**があります．

プラセボ効果は，高い薬や痛い注射といったものほど，患者さんの期待が大きくなりそれだけで症状がよくなったりすることを指します．名医に診てもらったというだけで症状が改善したりするなど，心理的な効果は薬の効果を上回ることも往々にして起こります．

また，意外に思われるかもしれませんが，研究に参加している患者さんが研究担当医にみられていることを意識して，ジョギングをはじめたり，食生活を改めるなど，研究対象の治療とは全く関係のないところで頑張ってしまうことがあります．これをモニター効果と呼んでいます．私もヴァンダービルト大学時代にダイエットの研究に参加したことがありますが，研究者に褒められたい一心で頑張ったことを覚えています．

プラセボ効果，モニター効果など，患者さんの心理的な効果は，薬の効果をはるかに上回ることが多いのです．特に，自身が望んで研究に参加したいと手をあげた患者さんであれば，この思い込みの効果は大きくなるはずです．

❸ 同意の取り方

オプトイン
研究参加に同意し，署名などで同意の意思をあらわすこと．

オプトアウト
データの使用について拒否（研究不参加）の意思表明をする機会が与えられていること．

　被験者の主観に大きな影響を与えるものに，同意の取り方があります．同意取り方には，**オプトイン**と**オプトアウト**があります．

　研究のために患者さんに侵襲的（臨床研究における定義→p61）行為を行う場合，その侵襲についての詳細と結果として起こりうる事柄を患者さんにしっかり説明をし，研究参加について同意を取得する必要があります．参加に同意した場合に，署名などで同意の意思をあらわすことをオプトインの同意とよび，侵襲のある研究では必須とされています．

　一方，解析に用いられるデータがすべて日常診療から得られている場合などに用いられるオプトアウト方式は，データを使用することを患者さんが嫌がる場合に拒否の機会を与える拒否権発動型の同意のとり方です．

　介入や侵襲の伴う研究ではオプトインの同意が必要なので，治りたいという気持ちのより強い人，研究に対するモチベーションがより高い人ほど研究に参加していることを意識してしまい，心理的な効果が大きくなってしまいます．一方，オプトアウトの同意だと被験者が研究対象になっているという実感がわきにくく心理的な効果は小さいと考えられます．つまり，オプトインの同意をした患者さんはオプトアウトで同意した患者さんより，研究に参加しているという意識が高いため，被験者の主観がより強く働きます．その主観がアウトカムに影響を及ぼすので，オプトアウトで集めた研究データは，オプトインの同意で集めた研究データと根本的に異なるのです．よって，比較群間で同意の取り方が異なる場合は結果にバイアスが残ります．治療群は同意を取った人，比較群は取らなかった人という比較は成り立ちません．

❹ 組入れ基準

　組入れ基準とは，誰を研究対象に加えるかを判断する基準です．製薬企業が行う臨床試験などでは，治療の効果のありそうな人をできるだけ研究に組み入れるため基準を厳しく設ける場合があります．一方，よりリアルワールドに近い結果を得たい場合は基準はなるべく緩く設定します．基準をどこに設定するかによってもアウトカムは大きく異なります．次のような研究例を考えてみましょう．

> **[研究例1]**
> 抗がん剤の副作用の起こった人と起こらなかった人で生存時間が違うか比べたい．副作用は投薬開始後60日時点で起こっていたかどうかで観察する．1年間追跡し，副作用が起こった人と起こらなかった人で，投薬開始からの生存時間を比べた．
> この結果，副作用の起こった人の方が生存時間が長かった．
>
> 副作用の出た群：少なくとも60日間抗がん剤を投薬された人
> 副作用の出なかった群：1日でも抗がん剤を投薬された人

　この研究では副作用の出なかった群の人は投薬開始直後から研究に入って，副作用の出た群は少なくとも60日投薬できた人，60日間は生存できた人が入っていますね．副作用の出た群の生存時間が長くなったのは，組入れ基準が比較群間で違うためです．これは明らかにNGです．

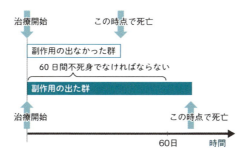

このようなバイアスを不死身バイアス (→p162) と呼んでいます．そもそも副作用が出るためには60日間投薬されなければならない，そのためには (60日間は) 不死身でなくてはならないという意味です．組入れ基準を比較群間で別々に設けることはご法度です．この場合は，比較群も少なくとも60日間投薬できた人という風に，比較群間で同じように設けなければいけません．

組入れ基準※　⇒　抗がん剤の治療開始後60日目に生存している人
比較群　　　⇒　「60日目までに副作用の起こった人」
　　　　　　　　「60日目までに副作用の起こらなかった人」

❺ 治療者の主観

臨床担当医（治療者）が研究成果を出したいあまり，研究に参加している患者さんに対し，治療時間を長くする，より頻繁に声掛けをする，併用薬剤を増やす，などの特別待遇をするようなことはないでしょうか．実際，医師に温かい言葉をかけられただけで，病状が好転するような経験をした患者さんもいます．

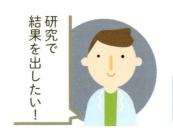

医師といっても人の子ですから，いくらなくそうとしても研究に参加している患者さんとその他の患者さんとを違った扱いをするような偏りは起こってくるものです．

※ PECOでいえば，Pが「抗がん剤の治療開始後60日目に生存している人」，Eが「60日目までに副作用の起こった人」，Cが「60日目までに副作用の起こらなかった人」となります．PECOの詳細は他書を参考にしてください．

Column：追跡開始後に起こる暴露

　研究例1「抗がん剤の副作用と生存率の関連を調べる研究」で，治療開始から60日間生存した人のみを解析に入れるような手法を**ランドマーク法**と呼びます．ランドマーク法とは追跡開始後ある時間をランドマーク時間として定義し，ランドマーク時間に生存していた人のみを解析に入れる方法です．ランドマーク法では，**ランドマークの時点で研究対象者を定義し**（この場合は治療開始60日後に生存していた人），**その時点までに起こった暴露の状態**（60日までに副作用が起こったかどうか）**によって比較群を定義し，その後のアウトカム**（60日以降に起こる死亡率）**を比較する**といったやり方が一般的です．しかし，ランドマーク法では，ランドマーク時間（治療開始60日）よりも後に副作用が起こった患者さんについては「副作用あり」として定義できないので，60日以降に起こる副作用の効果を解析することができません．追跡開始後に起こる暴露因子の効果を調べる研究では，ランドマーク法の代替案として以下の2つの方法が考えられます．

1. **時点マッチ法**：副作用の起こった時間を考慮したうえで副作用の起こっていない患者さんを比較群として定義する方法です．例えば，副作用あり群に治療開始60日後，90日後，1年後に副作用の起こった3人の患者さんが入るとします．比較群には，治療開始後60日後，90日後，1年後に生存し，副作用の起こっていない3人の患者さんをマッチします．このとき，無作為化は行えないので自然治癒力など患者さんの状態（背景）では比較群間でズレが生じることがあります．しかし，治療開始直後の患者さんの背景情報のみではなく，副作用が起こった患者さんにおいては起こった時点での背景情報，副作用が起こっていない患者さんにおいてもマッチされた時点（60日，90日，1年後など）での背景情報を収集しておけば，多変量解析などで調整することができます．

2. **時間依存性生存率解析**：患者さんを，副作用の起こる時間までを「副作用なし群」とみなし，副作用が起こった時間以降は「副作用あり群」に入れるような，時間の経過によって，暴露状態を変化させる方法です（→P162で詳しく述べます）．上記の時点マッチ法では，マッチできない患者さんのデータを解析に用いることはできませんが，時間依存性生存率解析では，収集したすべてのデータを用いて解析することが可能です．時点マッチ法も，時間依存性生存率解析でも，暴露（この例では副作用）が起こった時間を正確に定義・測定し，その時点における背景データをともに収集することが重要です．

❻ 評価者の主観

治療効果を示す研究アウトカム（評価項目）を計測する際に，研究者（評価者，臨床担当医のこともあります）がどの患者さんが研究に参加しているかを知ってしまうと，それが評価に影響する場合が多くあります．客観的な評価を伴わず評価者の判断を伴う主観的なアウトカム※を研究に用いるときには注意が必要です．

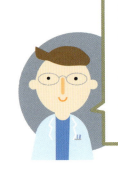

この患者さんは新薬で治療されているので結果はいいにちがいない

❼ 医療現場の環境

大学病院と一般病院など病院の種類の違いや，病院，国の違い，または治療を施す医師の経験や技量などもアウトカムに影響を与えます．よって治療の効果を調べる場合，治療を受けた人と受けなかった人のデータはできる限り同じ病院から集める必要があります．治療を受けた人はA病院，受けない人はB病院という比較はよくありません．

❽ データ収集のタイミング

新薬の効果を既存薬と比べる場合，新薬は承認された時点より後にしかデータがとれないので，既存薬は承認前の時間，新薬は承認後というように時間がズレてしまうことがあります．医療技術は時間によって進化するものですが比較群間で時間がズレているのは困ります．

正しい比較群とは，研究対象になる要因以外でアウトカムに影響を及ぼす事柄が，治療群と同じように起こっている群です．この観点から，正しい比較対照について整理してみましょう．

> ※痛みの度合いを表すVAS（visual analogue scale）や生活の質を表すQOL（quality of life）といったものの他に，レントゲン写真や，CT，MRIなど画像を見て人間の判断を伴うものも主観的なアウトカムです．

1.1.2 比較群

	同時	非同時
研究内	研究内同時対照	研究内非同時対照 （ベースライン対照など）
研究外	研究外同時対照	研究外非同時対照 （ヒストリカル対照など）

研究内でデータ取得のタイミングが同じになるような研究内同時対照が理想的です．

研究の内か，外かが重要である

研究内対照 ✓
組入れ基準に合致し研究に組入れられた被験者の中で，比較対照群が存在する場合．

研究外対照 ✓
研究に組入れられなかった患者さんのデータを対照群として使用する場合．

　臨床研究の特徴として，より重篤な患者さんほど研究参加を希望されたり，研究に参加する患者さんの方がそうでない人に比べて治りたいというモチベーションが高かったり，研究に入っただけで患者さんが意識して心理的な効果で病状が改善したりと，研究に参加する人とそうでない人の間には大きな違いがあります．また，ここまでのページで述べたように，研究に参加した人と参加しなかった人では，❶被験者の自然治癒力，❷被験者の主観，❸同意の取り方，❹組み入れ基準，❺治療者の主観，❻評価者の主観，❼医療現場の環境，❽データ収集のタイミングなどが異なるため，どうしてもこれらアウトカムに影響を及ぼす要因が比較群間で異なり，正しい引き算ができなくなります．よって研究外のデータを対照とすることは臨床研究では原則ご法度です．

比較群のデータ取得のタイミングも重要である

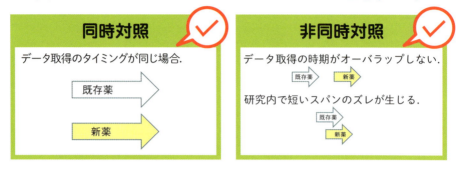

結果には，データ取得時期の違いで偏りが起こる時間バイアスが生じます．非同時対照として，新薬販売前と後のように月〜年単位のこともあれば，研究のはじめの期間に入った患者さんを比較対象として，研究開始後しばらくたって入った患者さんを介入対象とするように短いタイムスパンでずれが起こる場合もあります．新薬と既存薬の効果を比べるとき，次のような設定をよく見かけます．

[研究例2]
新薬の効果を既存薬と比べたい．新薬を用いた患者さんのデータは新薬販売後に取得した一方，既存薬を用いた患者さんのデータは新薬販売前に取得した．
この研究から得られた結果は…

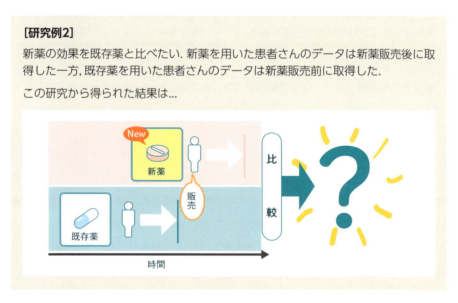

比較群間でデータ取得のタイミングにずれが起こってくると，時間の経過により医療の質が向上した結果得られた効果なのか，時間の経過により医療環境が変わった結果なのか，新薬の治療自体の効果なのかわからないのです．また，同じ研究内であっても，研

究に参加した最初の10人を比較対照群，次の10人を治療群と交互に分けると，研究者の慣れ（うで）が違ってくるため，これもタイミングによるデータのずれが生じてしまい，好ましくない状況と言えます．そのため，比較群のデータを採るタイミングは非常に重要です．

比較群のデータを採るタイミングは非常に重要

研究内非同時対照（ベースライン対照）

　死亡や生存のように1度しか計測できないアウトカムと違い，血圧のように何度も計測可能なアウトカムを用いると，介入が行われる前後でアウトカムを測定しそれを比べることで，治療の効果をみることができます．単群試験において介入後のアウトカムの値をベースライン時（介入前）の値と比べることを**ベースライン対照**，**前後比較**と呼びます．これらは研究に用いるデータはすべて研究に参加した患者さんから得られていますが，比較群のデータが採られる時期がずれているので，研究内非同時対照に分類されます．ベースライン対照試験の利点は，

①同一の患者さんの介入の前後データを比べることにより，背景が完全に一致するので，比較群間の背景の偏りによって起こるバイアスが防げること
②同じ患者さんで介入前後の変化量をアウトカムとして用いるので，患者間の違いからくるデータのばらつきを減らすことで統計的な有意差が出やすいこと
（詳しくはp46）

があげられます．しかし，前後比較のデータはデータの科学性の観点からはあまりよくありません．介入の前に取ったデータは研究参加直後に収集するので，心理的な効果や，時間の効果は小さいかもしれませんが，介入後に収集したデータは，そうではありません．つまり，治療の効果として現れる治療前後のアウトカムの差には，これら心理的な効果や時間の効果が含まれてしまうので，正しい引き算はできず，結果はバイアスを含んでしまいます．

一見すると同じようなデータを比較しているようにみえるが…

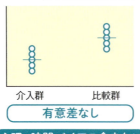

介入群　比較群
有意差なし
心理，時間バイアス含まない

＊盲検化を行えば心理バイアスはおこらない

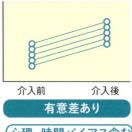

介入前　介入後
有意差あり
心理，時間バイアス含む

＊盲検化を行ったとしても時間のズレにより心理的効果が変わる

研究外非同時対照（ヒストリカル対照）

　過去の研究データなど，研究が始まる時点から遡って過去に存在するデータを**ヒストリカルデータ**といいます．過去のデータから対照となるデータを引っ張ってくるのが，研究外非同時対照，すなわちヒストリカル対照です．単群試験で比較対照としてこのヒストリカルデータがよく用いられます．これについてはp36以降で詳しくとりあげます．

　バイアスをなくすために，臨床研究ではさまざまな工夫が施されています．その中には，無作為化，盲検化などがあります．

1.1.3 研究の設定 無作為化，盲検化

無作為化をして背景を揃える

　比較群の背景を揃えるためによく用いられる方法に無作為化法があります．これは患者さんに治療を受けてもらうか否かを決めるときに，コインを投げて，コインの表が出れば治療する，裏が出れば治療しないなど，**ランダムに割り付ける**※ことを言います．実際にはコインを投げるわけではありませんが，治療あり・なしに割り付けられる確率が同じになるように，割り付け表を作成します．無作為化には通常**置換ブロック法**を用います．最初の4人は必ずそのうち2人が介入，残りの2人は対照群，次の2人は必ずそのうち1人は介入，もう1人は対照群というふうに4と2のブロックを決め，各ブロックのなかで数が揃うように割り付けを行います．これによって，研究がいつ終わっても比較群の数がさほどズレることもなく，時間による比較群間のズレを防ぐことができます．置換ブロックの置換とはブロックの大きさ（この場合は4か2）をランダムに決めるという意味です．通常無作為化は施設ごとに行われます．これを**層別無作為化**と呼び，これにより比較群間で施設のズレを防ぐことができます．

※割り付ける：研究のために，患者さんがどの治療を受けるか決めることを統計用語で割り付けるとよびます．

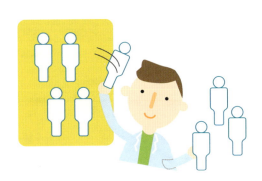

盲検化をして主観を揃える

　無作為化をしても，患者さん，治療者，評価者が治療をしている群を知ることで，それぞれの主観が治療の効果に影響してしまうことがあります．そこで，それぞれに情報を知らせない**盲検化**を併用することで，引き算が可能となります．

▶ 単盲検（患者さんを盲検化）

　患者さんが自分は治療されていると知ってしまった場合は，患者さんの主観による効果により，治療群の患者さんの方が心理的な効果でよくなってしまうことがあります．ですから，プラセボ（偽薬）などを用意し，投薬された薬が実薬か偽薬かという情報を患者さんに教えない盲検化を併用することで引き算可能となります．

　治療群もそうでない群も，50%の確率で治療されているかもしれないと思い込むことによってプラセボ効果が同様に働くようになります．このときも，患者さんの主観による心理的な作用をゼロにするのではなく，比較群にも同等のプラセボ効果が起こるようにすることで，正しく引き算できるようにするのです．

▶ 2重盲検（患者さんと治療者を盲検化）

　治療者の主観による治療の効果もゼロにするのではなく，比較群で同じようにするため，治療者の盲検化を行います．何度も言いますが，ゼロにするのではありません．

　治療者が，研究に参加していない患者さんに比べて，参加している患者さんに対し診察時に手厚く扱うということは，起こり得ます．しかし，治療している患者さんが実薬を

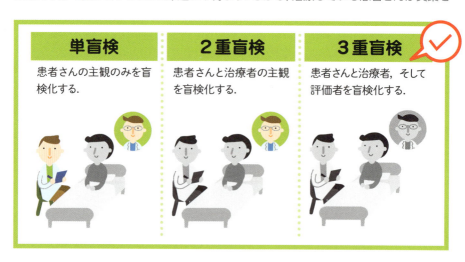

投薬されているのか，プラセボ薬なのかの情報さえ盲検化されていれば，研究に参加しているどちらの患者さんも手厚く扱うこととなり，比較群で同じ扱いになるので，これも正しく引き算することが可能となります．

▶ 3重盲検（患者さん，治療者，評価者を盲検化）

評価者の主観も評価者を盲検化することで，正しく引き算ができるようになります．治療者の主観と同じように，たとえ研究チームに属さない人がアウトカムの測定を行ったとしても，評価者と研究者が知り合いだったりすれば，研究に参加している人の方がより効果があるかのように測定してしまう恐れがあります．仮にそうであっても，評価者にどの患者さんが実薬か偽薬かが知らされなければ，アウトカム評価時に仮に色付けがあったとしても，その色付けが実薬と偽薬群で同じとなり，ここも正しく引き算できるということになります．

**ゼロにするのではなく，
比較群にも同等の効果が起こるようにして
正しく引き算できるようにする**

[研究例3]
教育プログラムの心臓病リスク軽減への効果を示すために，2群の非盲検試験を行った．心臓病のリスクはヘモグロビンA1c（HbA1c）値で計測する．
治療群から改善値2.4，比較群から改善値1.6が得られ，これらよりその差分である0.8が得られた．
この差分は…

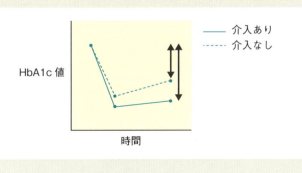

この差分は治療の効果であると考えてよいでしょうか．非盲検試験なので，厳密には治療者も誰が介入治療を受けているかを知っているので，介入を受けている患者さんにより手厚くしたりという治療者の主観による効果も治療群と比較群では違ってくるかもしれません．ですので，治療群の改善値（2.4）と比較群の改善値（1.6）の差分である0.8には実際の治療の効果とプラセボ効果，いくばくかのモニター効果や治療者の主観などが混じっていることになります．つまり，この0.8が介入による効果であったのかどうかは本当のところはわからないのです．

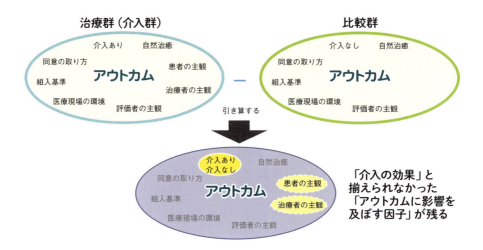

理想と，現実と

　無作為化や盲検化を伴う研究はゴールドスタンダード，それができればベストですが，できないからと言って，無作為化や盲検化ができなければ，即NGというわけではありません．効果を検証したい要因にリスクが伴う場合，例えば喫煙は肺がんの原因となるかを調べる研究では，誰が喫煙をするかに無作為に割り付けることは倫理的ではありません．教育などの介入は無作為化はできても盲検化はできません．臨床研究ではベストを尽くすということが大切です．盲検化できない研究の場合は，せめてアウトカムを評価するときだけでも，評価者を盲検化するなどの工夫をすることが推奨されています．これは一般に**PROBE法**（Prospective Randomized Open Blinded-Endpoint）と呼ばれています．

無作為化の行われていない研究は，比較群の背景は揃わず直接比較すると結果にバイアスがかかってしまうため，解析は多変量回帰などを用いて背景の調整を行わなければなりません．言い換えれば無作為化が行われていなくとも，背景のズレは統計解析で修正できるため致命的な欠陥（→p69）とは言えないのです．ただし，これは研究内で同時にデータが収集された比較対照群が存在する場合です．以上のことから，研究内同時対照がない介入研究のデータに比べれば，無作為化していなくとも研究内で同時対照をもつ観察研究のデータの方がより科学性の高い結果がでると考えられています．

　無作為化比較試験でも，外的妥当性（→p32）をより高めるために，最近では**プラグマティック試験（pRCT）**が提唱されはじめました．プラグマティック試験とは，よりリアルワールドの患者さんにも当てはめることのできる結果を得るために，研究自体無作為化は行うものの，治療を受けるべき患者さんができるだけ多く参加できるように，組入れ基準もそれほど設けず，介入方法や受診（追跡），服薬遵守についてもできるだけ日常診療を基準に柔軟にデザインするといった方法です．心理的効果も日常臨床にはつきものなので治療者も被験者も盲検化はしませんが，アウトカムの評価だけは盲検で行う必要があります．

　プラグマティック試験の1つに**クラスターランダム化試験（cRCT）**があります．従来の無作為化比較試験では患者さん一人一人を無作為に治療あり・なし群に割り付けていますが，クラスターランダム化試験とは，患者さん個人ではなく，病院や，医師，地域といった集団を割り付けの単位（クラスター）としています．例えば，A病院の患者さんすべてに新薬による介入治療を行い，B病院の患者さんすべてに既存薬で治療するといった方法です．私がヴァンダービルト大学時代に行ったクラスターランダム化試験では，病院を単位としてランダム化し，半分の病院で糖尿病改善のための教育指導を行い，もう半分の病院では従来の治療を行いました．クラスターランダム化試験では割り付けはクラスターですが，解析は個人レベルのデータで行います．個人レベルでランダム割り付けを行う通常のRCTと違って比較群間で背景がそろいにくいので，解析は多変量回帰などで背景のズレを調整します．

無作為化や盲検化ができなければ即NG
というわけではありません

Column：外的妥当性と内的妥当性

薬の効きそうな人ばかりを研究に組入れて薬の効果を比べられたらいいですよね．それって大丈夫ですか？

組入れた後に誰が研究対象薬を用いるか，用いないかを無作為に割り付けている場合は問題ありませんが，無作為化を行わない研究で薬が効きそうな人ほど薬を用いた群に割り付けられていたりするともちろん結果にバイアスが生じます．

　臨床研究法では，企業が資金提供している臨床研究の場合，企業に所属する研究者は被験者のリクルートに携わることは原則許されていません．これは薬の効果が出そうな人ばかりを研究に組み入れてしまうことにより，企業に有利な結果が出るのではないかと，心配してのことですが，これは企業に所属していない研究者がリクルートに携わっても同じようなことは起こりえます．その場合のセーフティネットとして行われるのが無作為化です．

　無作為化により薬の効果の出そうな人が比較群の両方に同じように（ランダムに）入るので，比較群間で偏りは起こらず，結果にバイアスは生まれません．この場合は，**内的妥当性**は成り立っていると考えます．内的妥当性とは，集めてきたデータが代表するような集団に対して研究結果は正しいといえるということを意味します．

　それではこの場合何が問題となるのでしょうか．**外的妥当性**が問題となります．科学性には内的妥当性のほかに外的妥当性が成り立つ必要があります．外的妥当性とは，研究結果が得られた直接的な集団のみでなく，研究結果を当てはめたいもっと大きな母集団（例えば，この新しい抗がん剤が日本で認可されるのであれば，日本中でこの新薬が適応されるであろうすべての患者さん）においても，得られた研究結果が当てはまること，すなわち研究に参加しなかった人々による別の集団に対しても，同等の効果が見込まれることを指します．外的妥当性は「結果の一般化の妥当性」として表されます．

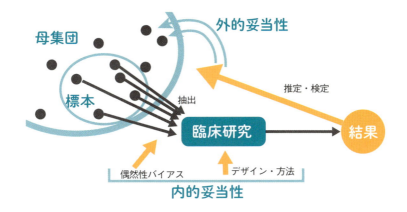

　製薬企業の研究者が被験者のリクルートを行い，薬の効きそうなやる気のある患者さんばかりがリクルートされた研究は，チャンピオンデータといわれがちですが，実際はそうではありません．リクルートされた後に無作為化が行われていれば，それによって比較群でも同じように薬の効きそうな人が入るので，プラセボ群に割り付けられた人も，治療群に割り付けられた人と同様に「やる気」のような心理効果が働きます．その結果，実際に治療を受けたかどうかにかかわらず両方の群でアウトカムが改善してしまい，治療の効果は出にくくなることが多いのです．

　無作為化と盲検化がされた研究ではバイアスは起こりにくいので，内的妥当性は成り立つと考えられます．内的妥当性からいえることは，その研究に入るようなモチベーションの高い人であれば，研究で得られた結果が適用できるということです．一方，内的妥当性が成り立つからと言って，研究に参加しなかった患者さんにも研究結果が当てはまるかどうかはわからない（外的妥当性は不明）ということになります．

　研究の科学性には，内的妥当性と外的妥当性の両方が成り立つことが重要ですが，内的妥当性が成り立たなければ外的妥当性は成り立ちません．外的妥当性は1つの研究だけでは示しきれず，後続の研究によって示されることが多いので，結果を論文化する際には，どちらかというと**外的妥当性よりは内的妥当性が重視されます**．比較群間にズレが起こると内的妥当性は成り立ちません．内的妥当性が成り立つように，正しい引き算のできる比較群を置いた研究を計画することが大切です．

1.1.4 症例数計算

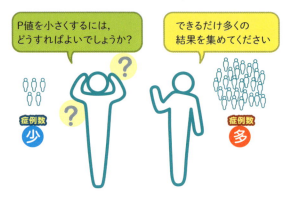

　さあ臨床研究を始めようと思ったら，まず必要なのが症例数の見積もりです．例えば，新しい治療法の安全性を評価するために，この治療法を用いた人で出血のリスクを調べます．10人の患者さんで出血率を調べた場合，10人のうち1人出血が起これば出血率は10％，2人起これば20％となり，たった1人の違いでも出血率に大きく影響することがわかります．下の図は，出血率を調べる研究を500回行ったときに研究データから得られた500個の出血率の分布を示したものです．新しい治療法の真の出血率は10％とします．左が症例数10人の研究を500回繰り返し，その研究データから得られた500個の出血率，真ん中は症例数を100人とした場合，右が1000人の場合の出血率の分布です．症例数10人の研究よりも，1000人の研究のほうがデータから得られた結果が真の値（10％）に近いことがわかります．

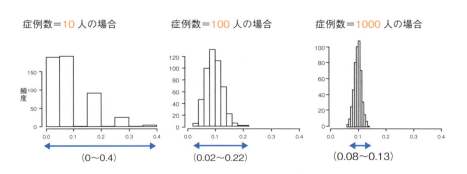

症例数が10人しかない研究では大多数で出血率は10％が観察されていますが，0％になったものも30％になったものも40％と出たものもありました．症例数を100人に増やすと，データから得られる出血率は小さくても2％大きくても22％となり，症例数がさらに1000人に増えると出血率は8％から13％の間の値を取り，症例数が大きくなればなるほど，研究から得られる値は真の値である10％に近くなっていくことがわかります．

　次に，既存の治療法の場合の真の出血率が20％と想定して同様の分布をさっきの10％の場合の分布の下にプロットしてみましょう．症例数が10と小さい場合は，上に来る10％の分布と下に来る20％の分布が，大きく重なっています．2つの分布が重なっていればいるほど，新旧治療法の出血率は違っている，とは言えません．逆に症例数が1000になると，上下の分布はそれぞれが真の値にぐんぐん近づき，違いがより大きくなるので，統計的な有意差は出やすいといえます．

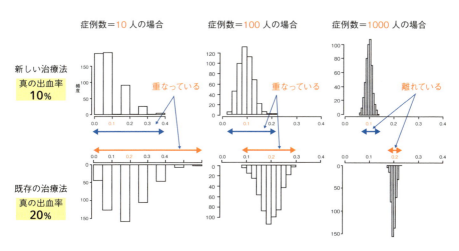

　差が出やすいからといって症例数は大きくすればするほどよいのでしょうか．科学的には症例数が大きいほど解析の精度が上がるのでよいのですが，安全性の担保されていない研究に無駄に多くの患者さんを組み込むことは倫理的に許されていません．また費用の面から考えても，必要最低限の症例数を見積もることが重要です．研究を計画するときには，研究前に想定されるアウトカムについて統計的な有意差を出すためには最低限どのくらいの患者さんのデータが必要かを見積もることが重要です．症例数計算は統計ソフトを用いて簡単に行うことが可能です．

1.1.5 単群試験の症例数計算

　相談に来られるたいへん多くの方が，比較群のない全員介入の単群試験を希望されます．多くの場合その理由は「必要症例数が少なくてすむ」と言われるのですが，ヒストリカルデータとの比較は科学性がほとんどありません．

　もう少し具体的にみてみましょう．ヒストリカルデータはその性質上，多くの問題を抱えています．そもそもデータを取得したタイミングが違います．そして，データを採った病院も治療者も違うかもしれません．医療の質も違うかもしれません．研究で得られたデータは都市部の大学病院で集められ，先行文献のデータは地方の病院かもしれません．都市部に住んでいるか，地方に住んでいるかによっても死亡率は変わってきます．組入れ基準も異なるかもしれません．研究ではない日常臨床からのデータは同意もとられていません．参加したいと手をあげた人々も，日常診療で見かける患者さん全員を代表するような人々ではないかもしれません．ヒストリカルデータは介入研究に参加した患者さんと根本的にデータが採られた背景が違います．また治療者の主観，評価者の主観なども研究に参加した人とそうでない人に対して大きく違うので，引き算が全くできないのです．通常，研究外のデータを比較群とすることはご法度，としたのはこのためです．

　もう1つ，ヒストリカルな比較群のデータは，2群の比較の解析をするのか，1群の値をある数値と比較するのかで，統計的にたいへん大きな違いがあるのも特徴です．ここで以下のそれぞれの研究デザインが症例数にどのような影響を及ぼすのか見てみましょう．

**ヒストリカルデータは
データが採られた背景が違うため
引き算ができない**

2群の割合を比べる

[研究例4]
新しい抗がん剤の効果を調べるために，肺がん患者さんに研究参加をよびかけ，同意のとれた患者さん全員に新薬で治療を行った．
同じ病院の過去のデータから既存薬で治療された人のデータを収集することにした．

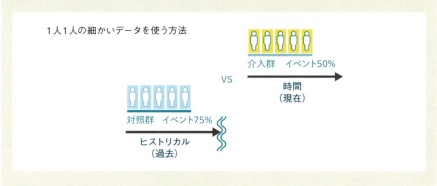

　それでは質問です．この研究に必要な症例数はいくつでしょう？　この例で，既存薬を用いた場合の死亡率を75％，新薬を用いた場合の死亡率が50％だと想定した場合に2群の比較をすると，有意差を出すためには各群58例，計116例の症例数が必要になります．以下は，無料の統計ソフトのEZRの症例数計算のスクリーンショットです．EZRを用いて，[研究例4]の症例数を計算してみましょう．

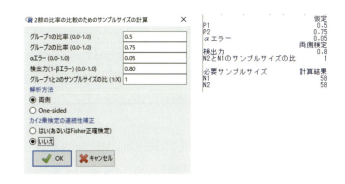

結果から新薬群既存薬群で各58人の患者さんが必要と計算されています．症例数計算ソフトを用いるときにαエラーと検出力を設定します．αエラーとは差がないのに間違ってあるといってしまうエラー，検出力とは差があるときに正しく差があるといえる確率です．αエラーは通常両側5％で設定し，検出力は80％で設定します．

1群の割合をある数値と比べる

[研究例5]
新しい抗がん剤の効果を調べるために，肺がん患者さんに研究参加をよびかけ，同意のとれた100人の患者さん全員に新薬治療を行った．

先行文献によると，既存薬を用いた肺がん患者さんの5年後の平均死亡率は75％（信頼区間は59〜87％）と報告されていた．この100人の患者さんの5年後の死亡率は50％（信頼区間は30〜70％）だった．この死亡率を75％と比較した

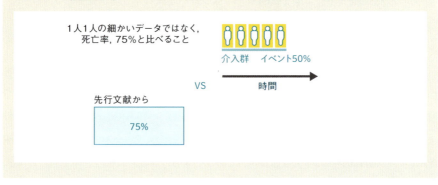

それではまた質問です．この研究に必要な症例数はいくつでしょうか？ 研究に参加した全員を新薬で治療し，その死亡率を，先行研究でわかっている死亡率である75％と比較する解析を行った場合は，有意差を出すためには全部で34例しか症例数は必要となりません．これはいったいどういうわけでしょうか？

100人のデータが得られた50％の割合を75％という数値と比べる場合，統計的には誤差がゼロとしてある数値（統計的な用語で既知の値とよびます）と比べるとは，誤差がゼロ，つまり既知の値とは絶対的に正しい値という意味なのです．計算で誤差ゼロを導

くには，75％という値が非常に大きな症例数を有するデータに基づいて計算されている必要があります．つまり，1群の値を既知の値と比較する場合は，既知の値の信憑性，その値が絶対的に正しいことを証明する必要があるのです．

証明することができないときの代替策としては，既知の値として用いられるデータの信頼区間［0.588–0.873］の下限値の58.8％と比べる方法があります．75％ではなく58.8％と比較するとこの場合は研究に必要な症例数は260例となります．

対照群のない研究でヒストリカルとの比較

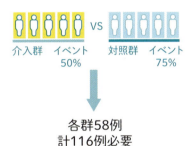
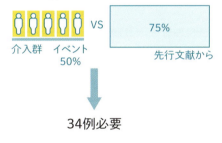

1.1.6 単群試験に陥りかけたときは

何ができるか,倫理的か,考える

　ヒストリカル対照は正しい比較でないことから,科学性が地に落ちてしまいます.このような科学性の担保できない研究を奨励することはできません.例外として未承認薬や適応外使用薬など安全性が担保できないなどの理由で患者さんに対してリスクが大きいと考えられる研究では少人数で安全性のみを確認するために全員介入の比較群のない単群試験が行われることがあります.薬の承認後に行われる市販後調査はその薬を用いた人のデータのみを集めます.市販後調査のデータを用いて安全性は調べることができますが,有効性を論じることはできません.

　安全性もすでに確認され,比較群を置けない医学的に正当な理由※もなく,有効性を判断するための統計的な検証を行うような研究では,必ず研究内で比較群をおく必要があります.研究に入った患者さんすべてに介入・治療し,それをヒストリカル対照との比較などという科学性の担保できない(引き算が明らかにできない)研究は統計専門家が太鼓判を押してくれるかどうか不明です.科学性の担保できない研究を,リスクを冒してまで,する意味があるのでしょうか？

　ヒストリカルデータとの比較よりは,無作為化できなくても同時進行の比較群を設ける方がましです.無作為化できないからといって比較群を過去のデータに頼るくらいならば,研究と同じタイミングで同じ病院で治療を受けていて既存薬を用いている患者さんと比べましょう.ヒストリカルデータと比べるよりもバイアスは小さくなります.無作為化できないからといって安易にヒストリカルデータに手を出す前に,何ができるの

※許容されうる可能性があるのは,医学的な理由でコントロールを設定できないまたは希少疾患だから症例が集まらないなどのやむを得ない理由があり,かつ以下に記載するすべての事項が該当する場合です.

・疾患の自然経過がよくわかっている(ヒストリカルデータの信憑性が明らか).
・自発的な病状の回復がないことがわかっている
・心理的な効果で病状の改善が少ない(またはない)ことがわかっている
・客観的アウトカムが用いられている

か考えましょう．そのなかでベストを尽くすのが大切であり，真の意味で患者さんに対して誠実な倫理的な研究といえるでしょう．

パイロット試験をめざす

統計的な有意差に到底達しない症例数の少ない研究であっても，試運転（**パイロット試験**と言う）でよいから無作為化をきちんと行い，引き算のできるきちんとした結果を出すことが大切です．

例えば，いま行おうとしている研究では実現可能性の観点から考えても，症例数がどうしても足りない．どう頑張っても100人しか患者さんが集まらない．2群の比較をする場合は，症例数が足りず統計的な有意差が見込めない．このような場合でも，比較群のない単群全員介入の研究にするのではなく，たとえ少人数でも，きちんと無作為化をして，正しい比較群を置くことが必要です．統計的な有意差は得られなくとも，比較群間でアウトカムデータについての正しい情報が得られるので，それは次に大規模な試験を組む場合の必要症例数の計算に使えます．これにより，現在行おうとしている研究は統計的な有意差が得られなくとも，必ず次に役立つ，そして次のステップにつながる研究になるのです．

**たとえ少人数でも，きちんと無作為化をして，
正しい比較群を置く**

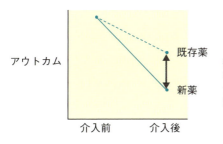

症例数計算には，この比較群間のアウトカムの差分が必要で，これは単群試験からは得られない

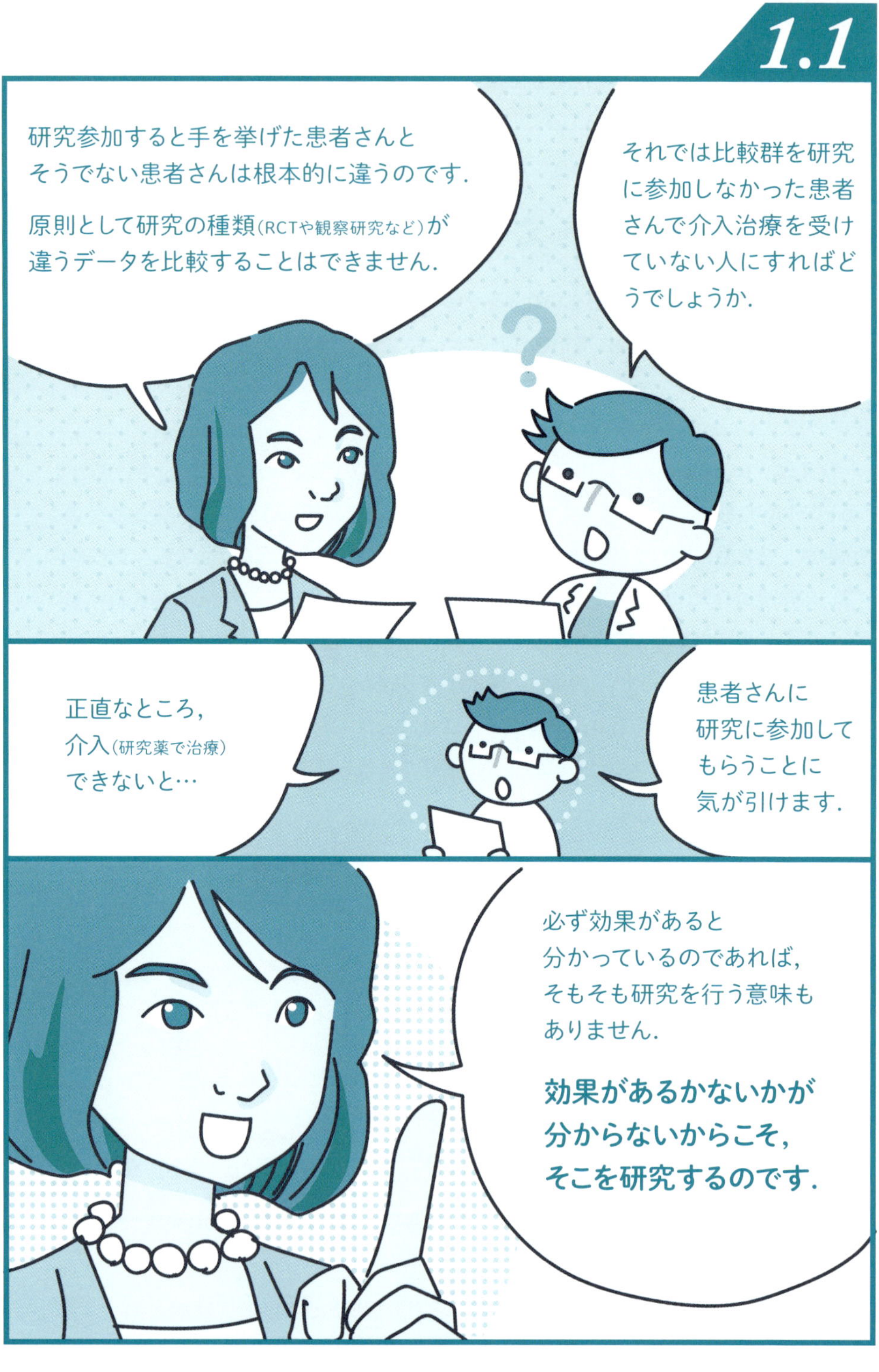

1.1

研究参加すると手を挙げた患者さんとそうでない患者さんは根本的に違うのです．

原則として研究の種類（RCTや観察研究など）が違うデータを比較することはできません．

それでは比較群を研究に参加しなかった患者さんで介入治療を受けていない人にすればどうでしょうか．

正直なところ，介入（研究薬で治療）できないと…

患者さんに研究に参加してもらうことに気が引けます．

必ず効果があると分かっているのであれば，そもそも研究を行う意味もありません．

効果があるかないかが分からないからこそ，そこを研究するのです．

Column：
FDA新薬開発におけるヒストリカル対照活用例

　ヒストリカル対照の危険性についてはお話しましたが，被験者の組み入れが大変困難な希少がん領域などでは，実はヒストリカル対照の有用性が国際的に大きな話題になっています．症例数の豊富な電子カルテやレジストリーなどリアルワールドデータを用いて，薬剤開発の加速化やコスト削減を目的としており，臨床研究部会でも何度も話題として取り上げられています．

　米国FDAのブレークスルー治療Designation Pathwayの指定を受けた大半が第1相治験における単群試験にてヒストリカル対照を用いたことが報告されています．一例は米国ロシュ社が行ったALK陽性の非小細胞肺がん患者に対する新薬の開発です．この開発では，単群試験で得られた新薬のデータに対して，全米の電子カルテを統合したデータベースを基に同じ組入れ基準を使用してヒストリカルデータを対照群として作成しました．ヒストリカル対照としたリアルワールドデータの妥当性の検証は次の手順です．
①該当する介入研究と同じ組入れ基準で行った過去の無作為化比較試験における対照群の
　データとヒストリカル対照のデータを傾向スコアでマッチングさせる
②上記マッチングによりさらに限定した被験者を用い，①で得られた無作為化研究の対照と
　リアルワールドデータから抽出したヒストリカル対照の間で全生存率の一致を確認
以上のことからも，リアルワールドデータをヒストリカル対照とするため細心の注意を払っていることもわかります．

　ヒストリカル対照の**限界を正しく理解したうえで，科学性を損なわない工夫をしながら，リアルワールドデータを活用していくことが大切**です．

参考文献：
Arnaub Chatterjee et. al., Real-world evidence: Driving a new drug development paradigm in oncology.
https://www.mckinsey.com/industries/pharmaceuticals-and-medical-products/our-insights/real-world-evidence-driving-a-new-drug-development-paradigm-in-oncology

1. 間違いだらけの臨床研究デザイン

1.2 前後比較の落とし穴

治療を受けた人の前後比較をしたいです．

介入治療を受けた人で受ける前のアウトカムを受けた後と比べることは原則NGです．比較群間のデータに時間のずれや，患者さんの心理的な効果など研究対象とされる治療以外のさまざまな事柄が関わってくるので，**前後比較**のデータで治療の効果は測れません．

では，治療群は治療が開発された2015年以降のデータ，既存治療群はそれ以前のデータで治療と既存治療の効果を比べるというのはどうですか？

既存治療が使われた時間と治療が使われた**時間軸が完全にずれている**ので，仮にアウトカムに差が出たとしても，その差が治療によるものなのか，時間の経過にともなう医療の質の向上からくるものなのかがそもそもわからないので，このような研究は正しいとは言えません．

それならば，研究に参加した人全員に最初の3カ月はダイエットなど介入なし，残りの3カ月は介入ありとして，介入なしの期間の体重の変化を比較群として比較するのはどうでしょうか？

　これはいけません．プラセボ効果は研究に参加した直後が一番よく働くので，この場合はプラセボ効果のせいでダイエット介入なしの期間の体重がダイエット介入を行った期間の体重より軽くなってしまいダイエットの効果なしの結果が出てしまうかもしれません．

　困りました．疾患の特性から治療をしないという選択肢がありません．この疾患にはこの治療法しかないのです．

　治療効果を見る場合は，必ずその治療を受けない比較群のデータが必要なので，この場合は治療を行った人とそうでない人を比べるのではなく，治療を行った人の中で低用量の薬を使った人と高用量の薬を使った人で比べたり，または薬の用量と臨床的アウトカムの相関を調べるなどの解析を行ってみてはどうでしょうか．

・データを集めるときはどこに注意すればよいか？
・前後比較はなぜダメなのか？

1.2.1 統計的にはよいがデザイン的にはNG

統計的にはたいへん有利なベースライン対照試験をまず確認しましょう．

[研究例6]
あるダイエットの効果を示すために，ダイエットありとなしの2群に割り付けた．それぞれの群には体重が50kg，60kg，70kg，80kg，90kgの人が入っていた．
ダイエット後の体重はダイエットをしなかった比較群では変化がなかったものの，ダイエットをした群では全員が3kg減量した．
統計的な有意差もみられたことから，これより，ダイエットの効果があったと結論づけた．

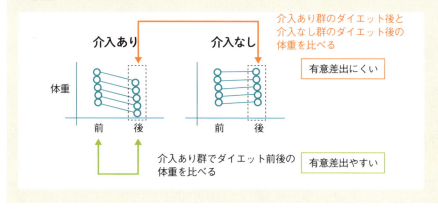

[研究例6]の場合，介入群と比較群を比較するときは5人の被験者の体重の違いがデータのばらつきとなって，ダイエット後の体重を2群で比べる場合は有意差は出にくくなりますが，介入群のみで前後比較をすると，変化量は全員マイナス3kg．データのばらつきがなくなり，統計的な有意差は圧倒的に出ることになります．しかしこの場合介入あり群の前後比較で有意差があり，介入なし群の前後比較で有意差が出ないからといって，この介入は効果があると結論づけることはできません．

次の図では介入ありの群における前後比較で有意差が出ましたが，介入なしの群の前後比較において差が出なかった例を示しています．

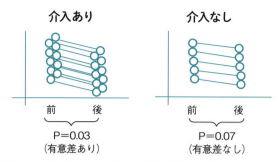

前後の差は介入あり群と介入なし群でほとんどかわらないにもかかわらず介入あり群の方が症例数が大きいため有意差が出た.

　介入ありと，介入なしでの前後の差はほとんど同じであったにもかかわらず，介入あり群の症例数が介入なし群と比べ大きかっただけで，P値に違いが出たにすぎないのです．これは，P値の乱用とも言え，世界的なジャーナルでも議論され始めています（→p52）．**前後比較**は統計的には有意差の出やすい解析ですが，引き算の点から行くとあまりよいデザインではありません．

　前後比較研究がだめな理由は介入の行われなかった比較群でも，時間の経過で自然と病状がよくなる自然治癒力やプラセボ効果やモニター効果といった患者の心理的な効果，治療者の主観などで介入を行わない比較群でも一時的に改善がみられることがよくあります．ですから，ベースライン対照の前後比較では，治療の効果を正しく検証することはできません．

　慣れるために，もう一例，すでに取り上げた教育プログラムの心臓病のリスク軽減の研究例を再掲しておきます．

[研究例7]

教育プログラムの心臓病リスク軽減への効果を示すために，2群の非盲検試験を行った．心臓病のリスクはヘモグロビンA1c（HbA1c）値で計測する．

治療群から改善値2.4, 比較群から改善値1.6が得られ，これよりその差分である0.8が得られた．

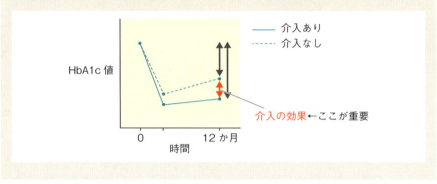

　前後比較により変化を見る解析は個体間のデータのばらつきを小さくできます．しかし，介入あり群でベースラインから12カ月までの間にHbA1c値は改善していますが，介入なし群でも改善がみられています．介入が本当に効果があったと示すためには，介入あり・なし群の差分を比べる必要があります．

**前後比較では
治療の効果を正しく検証すること
はできません**

1.2.2 前後試験に陥りかけたときは

投薬コホート研究とみなすのはどうか

　疾患にはこの（薬剤による）治療法しかない，などという場合であっても，治療効果を見るときは，必ずその治療を受けない比較群のデータが必要なのは変わりありません．この場合，治療の効果を見るという比較ではなく，例えば薬の用量と臨床的アウトカムの相関を調べるのはどうでしょうか．投薬はあくまで治療として行われると解釈できないでしょうか．この薬剤の使用は研究としてではなく治療として行われている場合は薬剤を使用することを「介入」とは呼びません（→p59）．臨床研究における「介入」とはあくまでも研究を目的として行われている治療行為などを指します．よって，この研究は介入研究（試験）ではなく，**投薬コホート研究**として観察研究に分類するのが妥当です．投薬コホート研究では，治療あり・なしの比較はできませんが，使用した薬剤の用量とコレステロール値の相関を見るなどの解析が可能です．

クロスオーバー試験はどうか

どうしても研究に参加した患者さん全員に介入を行いたい場合は，研究期間を2つに分け，1期目か2期目かどちらか必ず1回は介入を受けられるようにする**クロスオーバー試験**を考えてみてはいかがでしょうか．クロスオーバー試験では1期目に誰が治療を受けるかは無作為に割り付けます．1期目に対照群に割り付けられ治療を受けられなかった患者さんには2期目には治療を受けてもらいます．同時に1期目に治療を受けた患者さんには2期目には，対照群に移ってもらいます．クロスオーバー試験では，一人の患者さん内で治療を行ったときのデータと行わなかったときの両方のデータが取れるので，解析はそれぞれの患者さん内での治療あり・なしの2時点の変化量に注目して行うことができます．解析は，対応のあるT検定など対応を考慮して行われ，患者さん自身のデータと比べることで，治療の効果を見ることが可能です．単なる前後比較と違って，治療あり・なしの順序を入れ替えた群を置くことによって時間による効果も解析することが可能になります．クロスオーバー試験では，1期目に投薬された介入薬の効果が2期目に持ち越されないように1期目と2期目の間に**ウォッシュアウト（休薬）期間**を置くことが必要です．

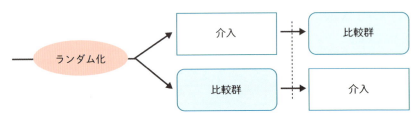

ウォッシュアウト期間

長期トレンドを調べてはどうか

　どうしても比較群を置くことができず，クロスオーバー試験も無理な場合には，**長期トレンドを見る解析**を行ってみてはどうでしょうか．例えば，研究に参加した糖尿病の患者さんの全員に生活習慣病を改善するための教育プログラム（介入）を行って，血糖値が下がるかどうかを見る例を考えてみましょう．教育プログラム開始直前の血糖値とプログラム終了時の血糖値を比べると，心理的な効果やモニター効果，時間の影響を受け正しい比較ができなくなります．しかし，前後で1回ずつアウトカムを計測するのではなく，教育プログラム開始前の1年間，開始後1年間の間で血糖値を繰り返し測ることで，長期トレンドをデータ化することが可能になります．心理的な効果やモニター効果は比較的短い時間しか続かないので，長期的なデータではそれらの影響を小さくすることが可能になります．また時間による効果（例えば，時間がたつにしたがって血糖値は上がる傾向にあるが，教育プログラムを開始することで，上昇がストップし，血糖値が下がり始める）といった時間の影響を考慮に入れた解析も可能となるのです．

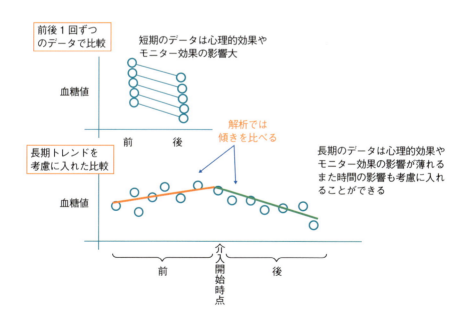

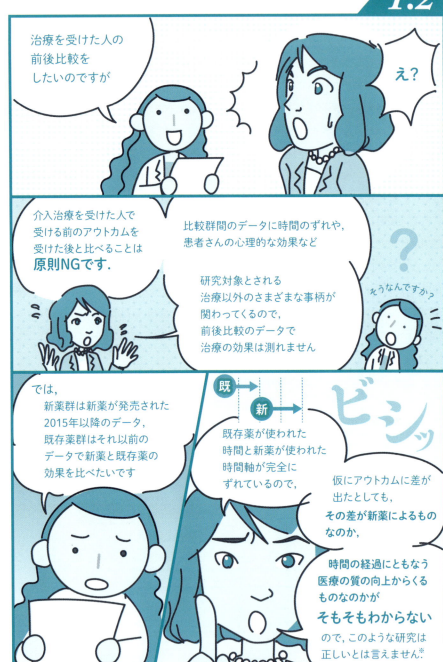

Column："統計的有意差を撲滅すべき"

　最近，世界50カ国にまたがる800人の著名な統計家や臨床・医学研究者，生物学者や心理学者が「P値を用いて統計的な有意差がある・ないという行為を辞めるべきだ」という声明に署名したと話題になりました．臨床的な結果は同様にもかかわらず，統計的な有意差と臨床的な差を混同し，統計的な有意差がなかったから臨床的にも差があった・なかった，のような議論は避けるべきです．記事では，Cox2阻害剤と心房細動の関連について調べた2つの異なる研究の結果を例示しています．「差がある」と結論づけた研究も「差がない」と結論づけた研究も，Cox2阻害剤を用いることで心房細動のリスクが1.2倍になるという同様の結果が得られていました．しかし，一方はP値が5％を下回り，他方は上回ったという理由で，差がある，差がないと，まったく逆の結論になっていました．残念ながら，こうした間違いは珍しいものではありません（→p132）．

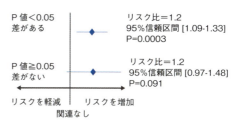

図● Cox2阻害薬と心房細動の関連
　Amrhein V, et al：Nature, 567：305-307, 2019 を参考に作成

　同じような理由から，米国統計学会は「P値至上主義」を是正すべきであるという歴史的な声明を2016年に発表しています．この声明では
・科学的な結論や，ビジネス，政策における決定は，P値が有意水準を超えたかどうかにのみ基づくべきではない
・P値や統計的な有意差は効果の大きさや結果の重要性を意味しない
・適正な推測のためには，すべてを報告する透明性が必要である
などP値の正しい解釈の仕方についてまとめています．

　臨床的な差と統計的な有意差はまったく違うものです．臨床的に無意味な小さな差でも，症例数が多ければいつかは必ず有意差が出ます．まずは臨床的に意味があるかどうかに着目しましょう．**論文を読むときは一度P値をすべて塗りつぶしてから読んでみてください**．臨床的に意味のある差を，統計的に有意でないからといって，見落としてはいないでしょうか．

参考文献：
Amrhein V, et al：Scientists rise up against statistical significance. Nature, 567：305-307, 2019
Wasserstein RL：The ASA's Statement on p-Values. The American Stastistician, 70:129-133, 2016
（日本計量生物学会による和訳：http://biometrics.gr.jp/news/all/ASA.pdf）

1. 間違いだらけの臨床研究デザイン

1.3 臨床研究の作法

まずは自分の施設だけで患者さんのデータを採って研究をしてみたい．お勧めの研究デザインは何ですか？

単一施設における研究のメリットは何といっても，研究も行いやすく小回りが利きやすく，自分で自由に仮説を立てて必要なデータを収集できることだと思います．一方，症例数には限りがありますので，死亡生存といったハードアウトカムよりも検査値のような情報量の多いアウトカムを用いることで統計的検出力も上げることが可能になります．また同じ患者さんのデータを何度も繰り返し計測して時間的な変動を見るようなデザインもよいと思います．細かなデータを見ることで，多くのアイデアが生まれ，将来的な研究仮説を得ることが可能になります．

横断的なデータしか集められない場合には，何ができますか？

横断的なデータとは，写真を撮るような一時点で集めたデータです．いま煙草を吸っていますか？ いま肺がんを患っていますか？ といった具合にです．データを採った患者さんがその後どうなったかという追跡

調査は行いません．よって，何々をしたからこうなった，ああなったというような因果関係を調べることはできません．しかし，コレステロール値が高い人は血圧が高いというような相関を見つけることは可能です．研究仮説を見つけ出すような探索的な研究には役に立つかもしれませんが，それ以上のことはできません．

　実は，電子カルテのデータを用いて適当に有意差を出してと言われているのです．

　データを集める前に研究仮説が必ず必要です．**研究を行う意義**は何ですか？ 仮説なしに手当たり次第に計算したP値には何の意味もありません．解析を行う前にまず仮説を立てることが重要です．

　たしかに．もし仮に疾患レジストリーを組むとしたら，データは前向きで集めたほうがよいですか？ それとも後ろ向き？

　診療の結果としてのデータを収集するレジストリーであれば，できるだけ過去にさかのぼり前向き・後ろ向きに関係なく，すべてのデータを用いるとよいでしょう．ポイントはあくまでも診療の結果としてのデータを収集するか否かで決まります．研究のため新たにデータを収集する必要がある場合は前向きで行う必要があると言えます．

前向きの場合はオプトインの同意で，後ろ向きの場合はオプトアウトの同意が必要なんですよね．

　間違いです．オプトアウトの同意が可能かどうかは，前向きか後ろ向きかで判断するものではありません．研究のデータがすべて日常診療から来ている場合は，前向きでもオプトアウトの同意が可能なときもあります．

　オプトアウトで良いか否かは，研究を実施する地域（国）や，規制にかかわる法令などによります．人を対象とする医学系研究に関する倫理指針を例に挙げると，後ろ向きであっても個別の同意取得（オプトイン）が原則です．ただし同意取得が困難な場合などにおいて例外的にオプトアウトが許容されており，収集するデータの種類や収集後のデータの取り扱い，研究対象者へコンタクトできるか否か．研究の意義が損なわれないかなどを検討することが重要です．各種指針を確認するとともに，倫理委員会へ理由をしっかりと明示したうえで意見を聴くことを推奨します．

・どのような研究がはじめやすいのか？
・研究デザインはどう分類すればよいか？
・致命的な欠陥のある研究とはどんなものか？

1.3.1 ホームランばかりを狙わない

　研究を考えるとき，一番に考えてほしいことは「研究を行う意義」です．なんのためにこの研究を行うのか，つまり，この研究を行った結果が世に出た場合，何につながるのか？ の出口戦略が大切です

　論文を1本書くことを臨床研究で塁に出ると考えます．研究は失敗すると失うものも多いものです．ですから，すぐにホームラン(最も信頼性の高い研究)を狙わずに，まずはウォームアップを十分にして確実にバントでもよいから塁にでることを考えましょう！無作為化もして盲検化もして……といっぱいいっぱいになるより，自分ができる臨床研究のレベルで科学性を高める努力をすればよいと思います．そのうえでこの研究の結果からは何が言えて，何が言えないかときちんと理解することが重要です．

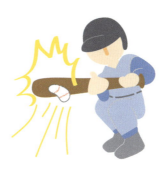

　論文にするに値ある研究とは，世界中でまだ誰も報告していない研究です．科学とはエビデンスの積み重ねです．特定の患者さんに対して特定の治療を行った場合どうなるか，日常診療の結果をデータにまとめて発表するだけでも，まだ誰もそれを行っていないのであれば，十分に価値のある研究になります．研究はまず一番敷居の低いところからはじめましょう．それではどのような研究が一番敷居が低いのでしょうか？

研究はまず敷居の低いところから

多くの人はアウトカムを決めて，アウトカムに対するリスク因子を調べます．例えば「腎疾患になるリスク因子を調べる」という目的で，高齢者や男性が腎疾患になるリスクが高いかどうかを調べるといった研究を組みがちです．リスク因子はModify（改善）できるものにする方がよいと思います．男性の方が疾患リスクが高いといわれても，女性に生まれ変わる（Modifyする）ことはできません．医療現場でModifyできるものと言えば治療法などが代表的ですね．「特定の治療を行った人と行わなかった人で治療の効果を比べる」といった研究からはじめてみてはどうでしょうか．高齢者の方がリスクが高いという結果が出た場合に高齢者に若くなれといえませんが，薬を使わない人の方がリスクが高いと出た場合は使わない人が使いはじめることは可能です．年齢はModifyできないけれど，薬の使用の有無はModifyできるという意味で「Modifyできるもの」を研究対象に選ぶことをお勧めします．

　このときModifyできない因子は交絡因子（→p101）として解析上扱うことが多いようですが，同時に治療法の効果を変える場合も考えられるのでインターアクション因子（→p129）として扱うことも可能です．例えば，ある手術の効果を調べるときに，84歳未満では有効だが高齢になると侵襲性が高くなり効果が出なくなる，重篤な患者さんの方がより効果があるなどということもよくあります．多変量解析を行う前に，それぞれの因子の役割について考え，それが解析に反映できるよう多変量解析の戦略を立てることが大変重要です．そしてその戦略はデータを見て決めるのではなく，あくまでもデータを見ずに臨床的な見解から決めるようにしてください．

**研究の限界を理解し
「Modifyできるもの」を研究対象に選び
自分ができる臨床研究の範囲で
科学性を高める努力をする**

1.3.2 分類

どのような研究が一番はじめやすいかを決めるには，まず研究の分類を知ることが大切です．下の図をみてみましょう．ひとえに臨床研究といってもさまざまな研究のタイプが登場しますが，大きく見れば**介入研究**か**観察研究**に分類されます．両者の違いをしっかり説明できますか？ 次のページからの3つの問いに答えることであなたが行おうとしている研究がどちらに当てはまるかがわかります．

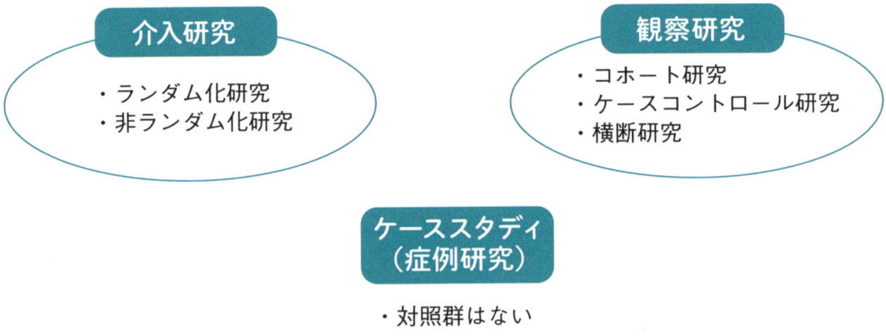

介入研究
・ランダム化研究
・非ランダム化研究

観察研究
・コホート研究
・ケースコントロール研究
・横断研究

ケーススタディ（症例研究）
・対照群はない

　介入研究と観察研究の定義は，国際的な学術的な基準をもとにする考え方と，日本の倫理指針や臨床研究法で定義されている考え方とで微妙に違います．ここでは学術的な分類法をもとに説明しています．

日常診療の範囲を越えるか？

　まず一番先に考えるべき問いは，研究に使用するデータは日常診療の範囲を超えて収集するか？　です．

　Yesの場合は新たに試料を取得する研究，Noの場合は既存試料のみを用いた研究です．日常診療で得られているデータのみで研究が行えるのか，もしくは研究のために新しい試料（データ）が必要なのか，判断します．

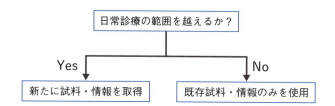

侵襲があるか？

　侵襲性が2つ目のキーワードです．臨床研究における患者さんに対する負担や不利益とは，患者さんに負担や実害が生じる可能性がどれくらいあるかということになります．考えるべき2つ目の問いは侵襲性があるか？です．研究のために患者さんに負担が生じることを臨床研究の専門用語で**侵襲性**があるとよんでいます．

　日常診療においての侵襲とは，「切開」や「穿刺」などの医療処置のような，生体を傷つけること全部を指します．一方，臨床研究における侵襲とは治療のための侵襲は指しません．臨床研究でいう侵襲とはあくまでも**通常の治療ではなされないような侵襲行為が研究を目的として行われているかどうか**を指します．人を対象とする医学系研究に関する倫理指針[1]では，侵襲を以下のように定義しています．

侵襲

研究目的で行われる，穿刺，切開，薬物投与，放射線照射，心的外傷に触れる質問等によって，研究対象者の身体又は精神に傷害又は負担が生じることをいう．

侵襲のうち，研究対象者の身体及び精神に生じる傷害及び負担が小さいものを「軽微な侵襲」という．

---

1) http://www.mhlw.go.jp/file/06-Seisakujouhou-10600000-Daijinkanboukouseikagakuka/0000166072.pdf より．なお，人を対象とする医学系研究に関する倫理指針ガイダンスはアップデートが繰り返されており，最新の内容は厚労省のウェブサイトを参照してください．

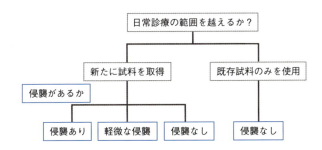

研究に血液や体液，細胞などを使用する場合であっても，それがすべて日常診療のなかで収集できるようであれば，これは既存試料のみを用いた研究と分類され，患者さんに対する負担はゼロ※，侵襲なしと考えることができます．一方，研究目的で対象者から新しい試料・情報を得る場合は，侵襲ありと分類され，そのなかで対象者への負担が小さいものを軽微な侵襲と分類します．臨床研究における侵襲とはその行為が研究目的で行われたのかどうかで決まります

※負担はゼロとはいっても，個人情報が流出したりすると，それにより患者さんに不利益となることから，既存試料のみを用いた研究でも個人情報の保護には十分気を付けてください．

介入があるか？

3つ目のキーワードは**介入**です．介入は侵襲と並んで，臨床研究でよく使われる言葉です．介入研究は実験的な研究を指し，英語ではExperimental Study，観察研究の「観察」の対義語として用いられる言葉です．

侵襲の定義と同様，臨床研究における介入も，医療介入全般を含むわけではありません．比較する群の数に関係なく，研究者が研究のために患者さんに特定の治療を受けてほしいとアプローチした時点で，介入を行ったことになると考えるとよいでしょう．

治療を受ける・受けないのように複数群に割り付けない場合は，介入でないという誤解もあるようですが，これも間違いです．研究のためにこの薬剤を使用してくださいと患者さんに持ち掛けた段階で，全員を介入に割り付ける単群試験であっても，介入研究とみなされます．

人を対象とする医学系研究に関する倫理指針[1]では，臨床研究における介入を以下のように定義しています．

介入
研究目的で，人の健康に関する様々な事象に影響を与える要因（健康の保持増進につながる行動及び医療における傷病の予防，診断又は治療のための投薬，検査等を含む．）の有無又は程度を制御する行為（通常の診療を超える医療行為であって，研究目的で実施するものを含む．）をいう．

通常の診療を超える医療行為とは未承認薬や承認薬の適用外使用を含んでいます．つまり，通常の診療を超える医療行為であっても，研究目的でないものは含まれていませんが，研究を目的として行われる場合は介入とみなされます．

治療の選択には研究者は全く関与していない，つまり有効性や安全性を評価しようとする治療が完全に治療目的で患者さんに施され，その後患者さんがどういう経過をたどるか，その有効性や安全性を計量化するデータを採取していく研究は「観察研究」として「介入研究」と大きく区分しています．研究に用いられるデータが日常診療の範囲内であると分類したものはすべて「介入も侵襲もない」観察研究となります．

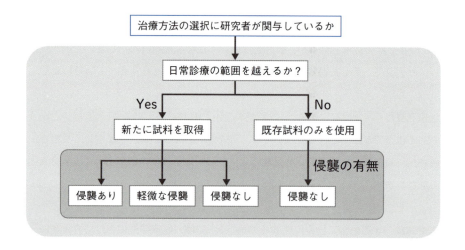

介入研究か観察研究か

薬を使ったデータは薬の使用という介入が入っていると思うので,薬を用いた研究はすべて介入研究なのですね.

間違いです.

　整理してみましょう.臨床研究における介入とは,例えば研究者が治療の選択に関与しているかどうかなどで決まります.ここで注意が必要なのは,仮に介入研究でなくとも,アウトカムの評価のために,通常行わないような検査などの医療行為を伴う場合は,介入なしだけれども侵襲を伴う研究とみなされるということです.

　患者さんに対して,医師が「研究のためにこの治療を受けてください」とアプローチする,これは介入研究となります.介入研究を通常臨床試験とよび,米国NIHでは臨床試験を以下のように定義しています.

▶ **米国NIHによる「Clinical Trials」の定義** (以下のすべてがあてはまること)
☐ 人を対象としているか
☐ 前向きに介入に割り付けられたか
☐ 割り付けた介入が被験者に及ぼす効果を調べているか
☐ 健康関連の生医学的または行動的なアウトカムを調べているか

　この場合の割り付けとは複数群という意味ではありません.「研究のためにこの治療を受けてください」とアプローチした患者さんが研究に参加することが**割り付け**に当たります.

　すでにある治療を受けることが通常診療で決定している患者さんに対して,医師が「この治療の効果を調べたいので,あなたが今後どうなるか詳細を調べさせてください」

とアプローチする，これは観察研究になります．

　患者さんに対して，医師が「この治療の効果を調べたいので，あなたが今後どうなるか詳細を調べさせてください．そのためには通常行わないような検査が必要となります」とアプローチする，これは侵襲を伴う観察研究になります．すでにある治療を受けることが通常診療で決定している患者さんに対して，医師が「この治療の効果を調べたいので，あなたが今後どうなるか普段は行わない検査で調べさせてください」とアプローチする，これは「介入はないが侵襲のある観察研究」※とみなされます．

　なお，オプトインの同意は介入研究では必要で観察研究では必要でないという人がいますが，これは大きな間違いです．観察研究でも侵襲が伴う場合はもちろんオプトインの同意は必要となりますし，人を対象とする医学系研究に関する倫理指針上ではあくまでオプトアウトは同意取得困難な場合の例外的規定であるということに留意しておくことが必要です．同様に臨床研究法の下の臨床研究とは，介入研究もそうですが，（軽微ではない）侵襲を伴う観察研究も臨床研究法の適用となることがありますので，注意が必要です．

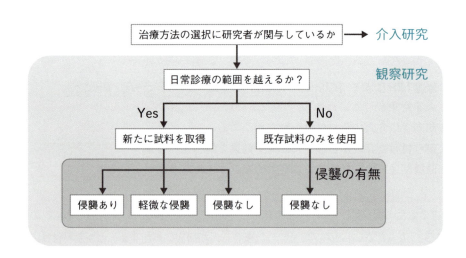

※学術上の定義として「臨床試験（介入研究）」には相当しないという意味で用いています．日本の指針上は「介入」と位置づけられる余地があります．

1.3.3 研究の設定 研究時期, 研究場所

データを集めるタイミングで区別する

前向き研究	後ろ向き研究
研究開始時点で研究に用いるデータがこの世のどこにも存在しない研究，つまり研究に用いるデータのもとになる医療行為などの事象が開始後に起こる研究のこと	研究開始時点で研究に用いるデータのもとになる事象がすでに起こっている研究を指す

前向き・後ろ向きは完全に時間の尺度で定義されています．既存試料・情報のみを用いた研究はどちらに分類されるでしょうか，と聞くと「後ろ向き研究」に区分されるという回答が多いのですが，これには誤解があるようですね．既存試料・情報のみを用いた研究でも，そのデータがすべて日常診療から得られる場合は，データを前向きに取得する研究，すなわち前向き研究に分類されるものもあります．教科書では研究デザインの分類を前向きと後ろ向きで区分しているものを多く見かけますが，

前向き研究 ≡ 研究目的でデータを集める研究 ≡ 侵襲がある研究

とするのは問題

です．日常診療のみのデータを前向きに集める場合ももちろんありますし，過去から未来に向かって日常診療で得られたデータを研究目的で集めることはレジストリー研究として行われています．時間の尺度から眺め直してみると，このことは後ろ向きでも前向きでも，同じように日常診療で得られたデータのみを使う場合は，既存試料・情報を用いた研究と分類すべきであるといえます．

オプトインやオプトアウトとの関係

ある疾患をもつ患者さんのデータを集めた疾患レジストリーなどは研究開始日前の事象は後ろ向きなのでオプトアウト，研究開始後は前向きなのでオプトインの同意が必要でしょうか？

研究開始前後で同意のとり方を変えてしまうと，得られるデータの質が変わってしまいます．前向きであっても日常診療で得られるデータのみを用いて研究を行うのであれば，オプトアウトの同意で実施することが許容される場合があります．研究開始以前のデータはオプトアウト，以後のデータはオプトインのように，同じ研究内で同意の取り方が変わるとデータの偏りが起こり，結果にバイアスが入ってしまうこともあるので注意が必要です．その場合は解析は研究開始前後で結果に影響しないかを確認する必要があります．

オプトアウト（→p18）で集めた研究データはオプトインで集めた研究データとアウトカムに対する影響が異なるので，そのようなアウトカムの異なるデータを一緒にして解析することはできません．

オプトインで同意をとる場合，研究に入りたいという意志のある患者さんのみが研究に入るという性質があり，また，患者さんが研究に参加していると意識することで心理的な効果がより強く働くことになるので，それが研究アウトカムに影響を及ぼすと考えられます．

オプトアウトの同意をとると，同意してくれる人の人数が多くなり，オプトインの同意と比べると母集団から偏りの少ないデータが取得できることになります．また心理的な効果もオプトインの同意と比べるとはるかに少ないので，オプトアウトの同意を用いた研究からは日常診療のリアルワールドで行われる治療の効果を反映するアウトカムデータが取れることにつながります．

1.3.4 致命的な欠陥

「引き算のできる」正しい研究を行うには，無作為化や盲検化などのように研究のデザインを熟考することが大切ですが，少々欠陥があっても，統計手法を用いてある程度の修正がかけられるものがあります．科学性を評価するとき，その欠陥が「致命的な欠陥」か「致命的でない欠陥」かが重要となります．

致命的な欠陥のある研究とは統計解析上も修正できない欠陥を指し，その多くがデザイン上の欠陥で，そのような研究をまとめて論文化しようと思っても，査読のうえ即刻リジェクトとなってしまいます．例えば研究内で比較群がない場合は，解析では補いきれないので，これは致命的な欠陥といえます．一方，研究内で比較対照があれば，無作為化をしなくても統計的な手法で背景を揃えることが可能です．ですから，無作為化はされていなくても致命的「でない欠陥」といえます．既存試料を用いた研究に用いられたデータの組み方や解析の方法次第では致命的「でない欠陥」となる場合も多くあります．研究目的で「前向きに」集められたデータと違い，既存試料のみを用いた研究ではデータは，抜け落ちデータなどが多く，データの欠損が問題となります．これは多重補完などの統計手法を用いて欠損データを統計的につくり出すことが可能です（→p157）．しかし，統計的に補完のできないデータも多くあるので，あくまでもケースバイケースなのです．いくら欠損値の補完が統計的に可能だとは言っても，統計は「魔法使いの杖」のようにすべてを解決するわけではありません．

致命的な欠陥の例	致命的でない欠陥の例
・研究デザインが比較群で違う	・盲検化をしていない
・前後各1時点の比較である	・無作為化をしていない
・時間が比較群でズレている	・欠損データがある
・組入れ除外基準が比較群で違う	・症例数が少ない
・研究を行った場所が比較群で違う	・統計解析が間違っている
	・時間のズレは多少あるが時間の影響がわかる長期データがある

致命的な欠陥がなければ，論文化は可能です．まずは何が致命的で何が致命的でない欠陥かを見極めることが大切です．ある程度欠陥があってもそれが致命的でない欠陥であれば，行うに値する研究です．まずは一番実行が可能な，敷居の低い研究から始めることが重要です．まだ誰も日常診療のデータをまとめた論文を書いていないのであれば，そこからはじめるべきでしょう．誰かがすでに日常診療のデータをまとめた論文を出している場合は，介入研究に一気に飛躍する前に，前向きの侵襲ありの観察研究を行うとよいでしょう．観察研究の枠内，例えば，「降圧剤の効果を見る研究で，降圧剤の選択は完全に日常診療で決まっている．しかしその効果を先行の日常診療のデータをまとめた研究より正確に計量化するために，通常行わない検査を行う」のように．侵襲を伴う前向きの研究は，研究目的のためにデータを収集するので，日常診療のデータのみを用いた研究よりもかなり質がアップするのです．私がヴァンダービルト大学で携わったICUのせん妄研究は研究の半分以上が介入なし侵襲ありの観察研究でした．

**致命的な欠陥がなければ論文化は可能．
ただし，統計は「魔法使いの杖」ではなく
すべてを解決するわけではありません**

完璧な研究よりも大事なこと

　何度も言いますが，研究デザインを決めるときの原則はとにかくホームランを狙わないということです．いきなり安全性の確立されていない治療を多くの患者さんに施す前に，まずは少人数で安全性を確かめることが大切です．また市販後の薬剤がリアルワールドで効果があるかを調べる場合は，いきなり介入研究をするのではなく，まずはリアルワールドデータからすでにその薬剤を用いている患者さんのデータをそうでない人と比べるいった具合に，患者さんに対してできるだけリスクの小さいやり方で，1つずつエビデンスを構築していくことが大切です．大事なのはホームランでなく，とにかく確実にバントを決めて確実に塁を埋めることです．医学論文は無作為化や盲検化の行われていないような完璧でない研究でも，先行研究に比べて，新たな知見があれば，採択されます．完璧な論文をめざすあまり，一歩も進めない，またはホームランを狙って空振り三振するよりは，完璧でなくとも少しずつであってもよいので，先行研究ではまだわかっていないエビデンスを少しずつ足していくことを考えましょう．

1つずつエビデンスを構築していくことが大切

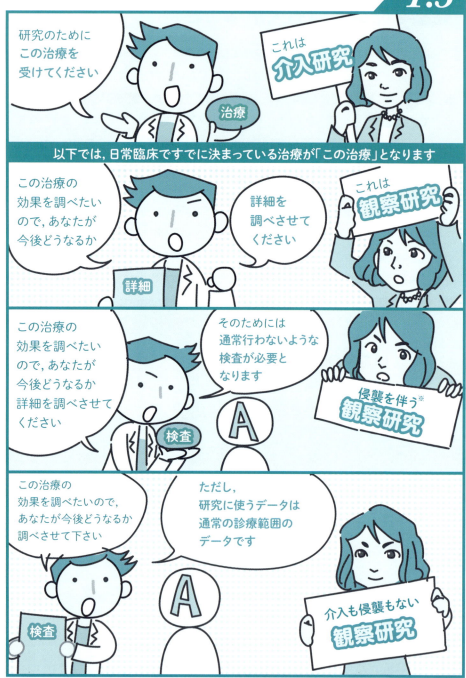

第2章

観察研究のトリセツ

2. 観察研究のトリセツ

2.1 観察研究のポテンシャル

観察研究と介入研究のどちらから始めるべきですか？

まずは既存試料を用いる観察研究など，一番入手しやすいデータを用いた研究からはじめてエビデンスを積み上げることが重要です．

観察研究は意味がないので介入研究をやれといわれました．本当ですか？

研究に入った人全員に介入を行い介入前後で比較するような単群試験よりは，比較群のデータもきちんと集めた観察研究の方が**科学性の高い研究**と言えます．

既存の手術法を一部改良してその効果を調べる臨床研究を行いたいのですが，介入研究をどうやって行えばよいですか？

　すでに広まっている手術法でしたら，観察研究でデータを集めるところから始めるとよいでしょう．そうでない場合は，介入研究として行うことになりますが，現時点では手技手法に関しては**臨床研究法**の下の特定臨床研究にはなりません．

・誰もが介入研究を目指すべきなのか？
・「臨床研究法」の押さえておくべきポイントはどこか？
・バランスを考えるとはどういうことか？

2.1.1 分類と科学性

表●臨床研究の利益と不利益の順位

	研究の種類	比較群		質問：無作為化されているか	無作為化
		質問：研究内対照があるか	比較群の存在		
A	介入研究	○	対照あり	○	あり
B	介入研究	○	対照あり	×	なし
C	介入研究	×	対照なし	×	−
D	新たに試料を入手する研究	○	対照あり	×	なし
E	新たに試料を入手する研究	×	対照なし	×	−
F	既存試料・情報を用いた研究	○	対照あり	×	なし
G	既存試料・情報を用いた研究	×	対照なし	×	−

①研究内対照があるか，②無作為化されているか，③研究目的でデータ取得されているか，について○×で示している．

上の表は，研究の種類を比較群のあり・なし，侵襲のあり・なしで分類したものです．

Aは**無作為化比較試験**です．無作為化比較試験とはコインを投げて表が出たら治療あり，裏が出たら治療なしというように患者さんを比較群に割り付けます．研究のために治療が受けられたり受けられなくなったりするので無作為化している時点で介入ありとみなされます．医薬品の介入はそれ自体が侵襲ありとみなされるので，医薬品を用いた無作為化比較試験は介入あり侵襲ありの研究です．無作為化することで科学性がぐんと上がります．

Bは無作為化のない介入研究です．例えば，ある病院の患者は全員新薬，別の病院では全員既存薬を用いるなど，研究目的で治療を行いますが無作為化は行わず，誰が治療を受けるかどうか作為的な決定を研究者が行っているような研究を含みます．無作為化のない介入研究は，研究内対照はあっても無作為化はされていないので科学性の点でそれほどメリットが大きいわけではありません．

Cは**単群試験**です．例えば新しい手術法の効果を調べるために研究参加者全員に新し

質問：研究目的でデータ取得されているか	侵襲	利益（科学性）	不利益	バランス
○	あり	1位		
○	あり	3位		
○	あり	7位		
○	あり	2位		
○	あり	5位		
×	なし	4位		
×	なし	6位		

い手術法を用いて，その手術法を用いなかった比較群が存在しない研究を指します．これは研究目的で治療を行っていますが，比較の対象がないことから科学性が地に落ちてしまうので，1章で述べたように，なぜ比較群が置けないかなどの正当な根拠がないと奨励することはできません．

Dは前向きの介入なし侵襲ありの観察研究です．どの患者が治療されるかされないかは完全に日常診療で決まっていて，研究者はそれぞれの患者がその後どうなったかを普段行わない検査で調べるのがこれにあたります．誰に対して治療を行うかの選択に研究者が関与していないという点で介入はありませんが，治療の結果を通常行わないような検査で評価するという点から侵襲ありの研究です．科学性の観点からみれば，無作為化していないのでBとさほど変わらないことになります．しかし観察研究の方が同意が取りやすいということから，研究に参加する患者さんの数が多く取れるということであれば，BよりもDの方が科学性は高いと言えるかもしれません．

Eは新しい薬剤が発売された後に行われる市販薬後調査など薬剤を用いた人のみからの安全性などのデータを集めるのがこれにあたります．投与を決めた時点で患者を登録

し，その患者さんがその後どうなったか転帰について追跡する前向き研究はEにあたります．過去の患者さんに対してカルテなどを調べ直してデータを集めるとGにあたります．どちらにせよ薬を使っていない人のデータがないので有効性を評価することはできません．

最後にFとGは侵襲なしの観察研究です．既存試料・情報を用いた研究では，研究目的でデータが収集されていない（プラス）ので，データの欠損などの問題（マイナス）から研究目的でデータが収集される前向きの研究ほど科学性は担保できません．無作為化の行われていない研究でも，Fのように比較群のデータがあれば背景因子のズレは多変量回帰や傾向スコアとよばれる解析で調整可能です．つまり，統計解析で修正できるという観点から致命的な欠陥とはいえないのです．Gは比較群のデータがないので有効性を評価することもできず，後ろ向きのデータでデータの欠損などがあることから，前向きのEの研究より質が落ちると考えられます．

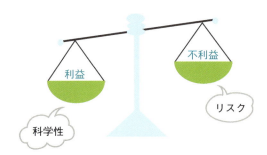

2.1.2 特定臨床研究とは

　臨床研究法の下,**特定臨床研究**は今後,厚生労働省の認定を受けた認定臨床研究審査委員会で承認されなければなりません.それには統計的な検定を行うなど,統計的な判断を行う研究については生物統計家による評価が必要とされます.この特定臨床研究とは何でしょうか.

臨床研究法での定義

　臨床研究法では,医薬品,医療機器,診断薬などの有効性や安全性を評価するために施行される研究が適用となります(詳しくは→p80).手術・手技などの有効性や安全性を対象とした研究は医薬品などの臨床研究ではないため,原則,臨床研究法の適用ではありません.　適用とされる研究のなかでも特に企業資金を受けて行われる研究や未承認薬・適応外の医薬品などを用いた研究を,特定臨床研究として位置づけ,法の基準遵守を義務づけています.一方,特定臨床研究でなくとも,臨床研究法の適用範囲に入っている研究は努力義務と位置づけられています.

医薬品医療機器等法 (GCP省令)	臨床試験法			人を対象とする医学系研究に関する倫理指針	
	実施基準遵守義務		実施基準遵守義務 (努力義務)		
	医薬品等の臨床研究				
治験 (承認申請目的の医薬品等の臨床試験)	特定臨床研究			手術・手技の臨床研究	観察研究
	未承認・適応外の医薬品等の臨床試験	製薬企業等から資金提供を受けた医薬品等の臨床試験			

厚生労働省リーフレット(https://www.mhlw.go.jp/file/06-Seisakujouhou-10800000-Iseikyoku/_omote.ura_03_no-ton.pdf)を参考に作成

　臨床研究法施行規則には,研究を実施するときは

> 臨床研究により得られる利益及び臨床研究の対象者への負担その他の不利益を比較考量すること

と書かれています.臨床研究により得られる利益とは,研究の科学性です.科学性の高い研究ほど,社会が受けるメリットが大きいからです.

介入研究と観察研究での臨床研究法適用の違い

介入研究	観察研究
医薬品などの介入が行われている場合，臨床研究法では適用となる	「既存試料のみを用いた研究」と「研究のために新たにデータを取得する研究」の2つに大きく分けられるが侵襲性のある研究は適用となる場合がある

　研究のために新たにデータを取得する研究は，新たなデータを取得するうえで生じる侵襲の度合いによって，「侵襲あり，軽微侵襲あり，侵襲なし」の3つに分類されます．

　ここで，臨床研究法が施行された当初から，適用になるかならないかで議論になっているのが，「介入なし，侵襲あり」の観察研究です．意外に思われるかもしれませんが，臨床研究法および臨床研究法施行規則の中では，「介入研究」「観察研究」「侵襲」といった文言はなく，通知文ではじめて「観察研究」が登場します．観察研究を実施する際に，特に前向きに実施される場合は，追加の来院や検査の実施，来院間隔や検査タイミングを揃えることは多いと思いますが，その際に患者のために最も適切な医療を提供しているか

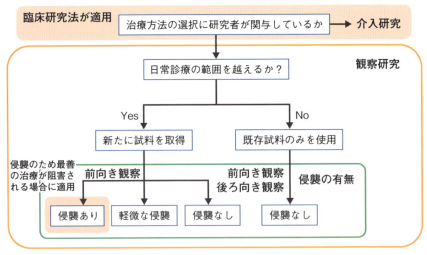

本分類に手術・手技の臨床研究は含まれない

どうかがどうやら判断材料になるようですね．したがって，研究の目的で，最善の医療の提供が阻害されるほどの，日常診療の範囲を超えた検査など（侵襲）が行われている場合や患者の行動を制御する場合は，既に「観察研究」には該当しないという判断のもと，臨床研究法が適用となる場合があります．一方，侵襲があってもそれが最善の医療の提供が阻害されるほどのものでない場合（これを**軽微な侵襲**と呼びます）は，臨床研究法の適用にならないと判断できると思いますが，どの侵襲が軽微でどれが軽微でないかは専門的な判断が必要となるので十分気を付けてください．改めて，「人を対象とする医学系研究に関する倫理指針」にある侵襲・介入の定義を踏まえつつ，自身の研究で行われる内容が，診療の一環として行われるものか，研究の目的で行われるものか，また患者に生じる負担（侵襲の程度・患者の行動を制御するか否か）はどの程度かを十分に検討することが必要であると言えます．

以下に厚労省のＱ＆Ａから臨床研究法適用外（■）と適用（□）の例を抜粋します．なお，抜粋し意訳している部分があるため，詳しくは厚労省が提供しているウェブサイトなどで確認してください．判断がつかない場合は，近くの認定臨床研究審査委員会まで問い合わせるのがよいでしょう．

▶ **医行為を伴わない場合は適用外**

■医療機器を用いて体温の測定のみを行う，試験のための診断等の医行為を伴わない研究

■検査機器の性能評価を目的とし人への接触があるが，侵襲性や電磁波照射がなく既存機器との数値比較のみを目的した，試験のための診断等の医行為を伴わない研究

■研究中に採取された生体試料を用い，検査機器の性能を評価する研究（採取機器と検査機器が一体化していない場合に限る）

▶ **軽微な侵襲は適用外（軽微な侵襲の定義には注意が必要）**

■診療の一環として医薬品等を使用された患者に対して研究目的で採血等の追加の検査を行う研究であっても，当該追加の検査が患者の身体及び精神に生じる傷害及び負担が小さい研究（軽微な侵襲）

■上記の範囲の侵襲で，患者を前向きに組み入れる研究も「研究の目的で検査，投薬その他の診断または治療のための医療行為の有無及び程度を制御すること」に該当しない

□追加の来院を求める場合など，研究の目的で患者の行動を制御する研究は適用（となる可能性）

▶ 食品は適用外，サプリは適用
■糖尿病治療における食事療法などについてその有効性または安全性を明らかにすることを目的とする研究
□「食品」として販売されているものまたは，その成分を含有するものであっても，疾病の治療に使用されることが目的とされている場合には「医薬品」に該当する．患者に投与することにより，疾病の治療に対する有効性や安全性を評価することを目的とした研究は適用（となる可能性；未承認の医薬品を用いた臨床研究）

なお，臨床研究法施行規則においては，

> 研究の目的で検査，投薬その他の診断又は治療のための医療行為の有無及び程度を制御することなく，患者のために最も適切な医療を提供した結果としての診療情報又は試料を利用する研究

は対象者への負担やその他の不利益は生じにくいため，法の適用から除外されることが明記されています．最も敷居の低い研究（→p57）はこのような日常診療のデータのみを用いた研究です．

計画する際に考えるべき3つのこと

　臨床研究法で適用となる臨床研究を行う場合は施行規則を十分に理解することが必要ですが，ここでは主な3つについてまとめます．

▶ 臨床研究保険

　研究を目的として通常の診療で行わないような侵襲行為があり，その結果患者さんに不利益な結果がもたらされた場合，通常の医療保険ではカバーされません．医療行為に起因する患者の健康被害について，医師や医療機関が法律上の賠償責任を負担する場合の保険に「医師賠償責任保険」がありますが，これは臨床研究中の医療行為も対象です．ただし，医療行為以外（研究計画の不備など）が原因の賠償や，過失・法律上の賠償責任がない場合の補償については対象外であるため，その部分について臨床研究に特化した保険に加入することが薦められます．

　既存試料・情報のみを用いる研究であれば，もちろん臨床研究保険に加入する必要はありません．

▶ データおよび研究のモニタリング

　研究を開始する前に認定の臨床研究審査委員会や，分担施設において施設長の許可を得ているか，研究対象者から研究参加の同意を得ているかなど，研究の手順が計画書に記載された内容通り行われているかを確認することが重要です．治験などではこれらを外部に委託し第3者が行うことがよくありますが，臨床研究法では，「対象者への研究実施が適切に実施されているかダブルチェックが働くよう担保できれば，同じ臨床研究に従事する他の研究分担医師がモニタリングを行っても差し支えない」とありますので，必ずしもCROなどに委託して行わなければならないということはありません．モニタリングでは以下が適切に考慮されているかに注意し，モニタリングの手順書をきちんと準備する必要があります．

　① 臨床研究の対象者の人権の保護, 安全の確保が図られていること
　② 臨床研究が最新の実施計画, 研究計画書及び本規則を遵守して実施されていること
　③ 臨床研究の実施について臨床研究の対象者から文書により同意を得ていること
　④ 記録等が正確であることについて原資料等に照らして検証すること

▶ **個人情報の保護**

　侵襲のない研究であっても，患者さんのデータを扱うので，個人情報の保護については細心の注意が必要です．研究データには個人情報は原則入れることはできません．研究データには必ず**研究のみに特化した被験者IDを発行**し，個人情報と被験者IDとの連結表は，極力インターネットにつながらない安全な施錠のできる場所で保管する必要があります．

　個人情報とはそれだけで特定の患者さんに紐づくような情報（名前，住所，電話番号，メールアドレス，カルテ番号）を指しています．このほかに，誕生日，病歴，入院年月日，疾病の発症年月日，手術日など組合わせることで特定の患者さんを特定できてしまうような情報を指す場合もあるので，どこまでを個人情報とするのかは各研究施設の倫理委員会などの判断によります．

臨床研究法により「変わったところ」

　臨床研究法の施行により変わったところを整理しておきます．これまでは，臨床研究は施設長の責務とされていましたが，臨床研究法では，研究代表医師/研究責任医師が特定臨床研究の実施に関して責任を負うこととなると明記されました．この研究代表医師/研究責任医師は臨床研究を施行する施設に属していなければなりません．

　研究にあたっては，認定臨床研究審査委員会の承認を得なければならなくなりました．審査には適宜疾患領域の専門家，生物統計家，臨床薬理専門家の評価書が必要となります．モニタリングが必須となり，原則として適切な臨床研究に特化した保険に加入する必要もあります．国が指定するデータベース（jRCT）に登録すること，未承認薬や適応外使用を含む場合には特定臨床研究に起因した有害事象等が起こった場合，認定臨床研究審査委員会および厚生労働大臣にも報告をすることが義務付けされたのも特徴です．

1. jRCT（Japan Registry of Clinical Trials）の「新規登録」にて「臨床研究計画情報」を「一時保存」する
2. 研究代表医師は以下書類を作成する
    利益相反管理基準（様式A）
    関係企業等報告書（様式B）
3. 各実施医療機関の研究責任医師は以下書類を作成する
    利益相反管理計画（様式E）
    研究分担者リスト（統一書式1）
4. 認定臨床研究審査委員会へ，以下書類を提出し，意見を聞く
    新規審査依頼書（統一書式2）
    実施計画（省令様式第一）
    研究計画書
    説明文書，同意文書
    研究分担者リスト（統一書式1）
    疾病等が発生した場合の対応に関する手順書
    モニタリングに関する手順書
    利益相反管理基準（様式A）
    利益相反管理計画（様式E）
    監査に関する手順書（ある場合）
    統計解析計画書（ある場合）
    医薬品等の概要を記載した書類（ある場合）
    その他認定臨床研究委員会が求める書類
5. 実施医療機関の管理者へ研究の実施の可否について，承認を受ける
6. 実施計画を厚生労働大臣に提出する
7. jRCTの公表
↓
研究の開始

図●臨床研究法における必要な手続き
https://www.mhlw.go.jp/content/10800000/000429044.pdf を参考に作成

2.1.3 分類とリスク

表●臨床研究の利益と不利益の順位

研究の種類		比較群			
		質問：研究内対照があるか	比較群の存在	質問：無作為化されているか	無作為化
A	介入研究	○	対照あり	○	あり
B	介入研究	○	対照あり	×	なし
C	介入研究	×	対照なし	×	−
D	新たに試料を入手する研究	○	対照あり	×	なし
E	新たに試料を入手する研究	×	対照なし	×	−
F	既存試料を用いた研究	○	対照あり	×	なし
G	既存試料を用いた研究	×	対照なし	×	−

①研究内対照があるか，②無作為化されているか，③研究目的でデータ取得されているか，について○×で示している．

上の表に再び登場してもらい，今度は不利益の部分を整理してみましょう．全体として，介入研究はやはり患者さんに対するリスクが大きくなるので，研究も相当の覚悟をもって行わなければなりません．また臨床研究法の下で裁かれるのは研究者ですから，臨床研究法が適用される研究では，かなりの労力が研究者に課されます．研究者に課せられる労力もひとつの不利益としてとらえ，こうした不利益の点からそれぞれの研究デザインをみてみましょう．

Aは無作為化比較試験でした．無作為に患者さんを治療あり・なし群などに割り付ける作業は，研究者にとっても大変ですし，患者さんにとっても受けたい治療が受けられなかったりと不利益が生じます．侵襲というリスクも伴い一番大変な研究です．

BとCは介入を行う点から，研究に伴う不利益はかなり高いのではないかと考えられます．

質問：研究目的で データ取得されているか	侵襲	利益（科学性）	不利益	バランス
○	あり	1位	1位	
○	あり	3位	2位	
○	あり	7位	2位	
○	あり	2位	4位	
○	あり	5位	4位	
×	なし	4位	6位	
×	なし	6位	6位	

　DとEは介入はないので治療の選択を制限されるといった不利益は患者さんにはありません．ただし侵襲というリスクが伴います．

　FとGは完全に日常臨床のデータを使うことから患者さんが負う不利益はありません．もちろん個人情報の流出は不利益につながりますのでデータの取り扱いには十分な配慮が必要です．

2.1.4 分類とバランス

表●臨床研究の利益と不利益の順位

	研究の種類	比較群			
		質問：研究内対照があるか	比較群の存在	質問：無作為化されているか	無作為化
A	介入研究	○	対照あり	○	あり
B	介入研究	○	対照あり	×	なし
C	介入研究	×	対照なし	×	–
D	新たに試料を入手する研究	○	対照あり	×	なし
E	新たに試料を入手する研究	×	対照なし	×	–
F	既存試料を用いた研究	○	対照あり	×	なし
G	既存試料を用いた研究	×	対照なし	×	–

①研究内対照があるか，②無作為化されているか，③研究目的でデータ取得されているか，について○×で示している．

三度表を登場させます．最後は利益と不利益のバランスを検討しましょう．

Aは介入あり侵襲ありの無作為化比較試験でした．無作為化することで科学性はなんといってもかなり高くなります．不利益を被るけれども，利益も大きいのでバランスのとれた研究といえます．

Bは研究内対照はあるけれども無作為化のない介入研究でした．無作為化比較試験と比べると科学性の点はそれほどでなく，介入する以上研究自体の不利益は大きいので，メリットが大きいわけではありません．

Cは介入研究の時点で不利益は大きく，また比較の対象がないことから科学性も地に落ちています．そのような研究を原則奨励することはできません．

DとEは侵襲があるのである程度リスクはあるものの，介入はないので治療の制限を患者さんが受けることはありません．そのため介入研究よりは不利益は小さいといえま

質問：研究目的でデータ取得されているか	侵襲	利益（科学性）	不利益	バランス
○	あり	1位	1位	◎
○	あり	3位	2位	△
○	あり	7位	2位	△
○	あり	2位	4位	◎
○	あり	5位	4位	○
×	なし	4位	6位	◎
×	なし	6位	6位	○

す．Dは対照群があるので背景因子のズレを統計解析で調整可能ですが，Eは対照群がないので問題です．

Fは，研究目的でデータが収集されていないので，データの欠損などの問題から研究目的でデータが収集される後ろ向きの研究ほど科学性は担保できませんが，比較群のない介入研究（上記のC）よりは，被験者の不利益が小さい点からも，推奨できる研究であると言えるでしょう．無作為化の行われていない研究は，比較群の患者背景は揃わず直接比較することが難しいため，解析は多変量回帰などを用いて背景因子のズレの調整を行わなければなりませんが，統計解析で修正できるという観点から致命的な欠陥とは言えないのです．

最後にC同様にGの既存試料を用いた研究で比較群のない研究も行う意味があまりないと言えます．しかし既存試料を用いる場合はすでに入手しているデータのなかにその治療を受けていない患者さんのデータもおそらくあることから，研究対象の治療を行っていない患者さんのデータを探し比較群として使用することが可能です．

以上から介入研究ほど優れているわけではないことがおわかりいただけたでしょうか．別の角度から考えてみましょう．わざわざ敷居の高い介入研究にしなくとも，観察研究で行えないでしょうか？

　例えば，ある薬の効果を低用量で治療された群と高用量で治療される群で比較する場合を考えてみましょう．介入研究とするなら，介入に用いた限られた用量のデータしか得ることはできませんが，観察研究とするなら，日常臨床で用いられるすべての用量でデータを収集できます．これから前向きにデータを集めるのであれば，ついでに治療結果（アウトカム）の評価のために普段行わない検査などを交えて密に観察するのはいかがでしょうか．これは，前向きの介入なし侵襲ありの観察研究となります．

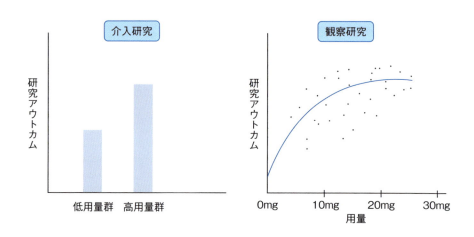

　介入研究では2つ（または事前に定められた限られた数）の用量しか評価できないのに比べ，観察研究ではさまざまな用量でデータを解析することができます．また，用いていない人の用量は0mgとして解析に投入することも可能です．日常診療で起こりうるすべての用量のデータを解析に用いることができ，得られる情報も多くなります．また，人体実験的な要素も介入研究に比べ小さくなるので，同意もとりやすくサンプルの偏りも介入研究に比べると少なくてすみます．このように介入研究や観察研究のメリット・デメリットを踏まえ，研究仮説に一番有効でかつ，一番遂行しやすい研究デザインのなかから最適なものを選んでいきましょう．

優れたエビデンスにつなげるために

大きく分けて科学性には統計的な観点から次の3つが重要となります．

① 研究内で比較対照があること
② 無作為化されていること
③ 後ろ向きよりは前向きであること

無作為化比較試験は観察研究では行えないため，介入研究とみなされますが，介入研究だから科学性が高いのではなく，無作為化しているから科学性が高いのです．有効性を検証する研究では必ず比較対照を研究内にもつことが大切です．

介入研究の方が観察研究より科学性が高いわけではありません．例えば，介入研究であっても，きちんとした比較群のない介入研究は，研究内で比較群を置いた観察研究よりも科学性が下回るばかりか，介入行為を行うことにより，不利益が上回りますので，科学性のない介入研究を行うことは，リスクの少ない観察研究を行うことよりもはるかに罪深いことではないでしょうか．

介入研究は患者さんへの負担が大きい分だけ，それを上回る大きな科学性が求められます．つまり介入研究を行うときには，「引き算ができるかどうか」をしっかり考える必要があります．

もちろん無作為化や盲検化を行って，しっかり引き算ができる研究がベストです．しかし，それが可能でない研究も多く存在します．せめて評価者を盲検したり客観的なアウトカムを用いたりするなど，できる最大限の努力をする必要があります．そして，できない場合は，比較群が置けない理由，無作為化できない理由，盲検化できない理由，客観的アウトカムが使えない理由などを明記することが大切です．それができない研究は，研究自体の科学性を問われることになります．できるのにやらない研究は研究自体の倫理性を問われることになるのではないでしょうか．

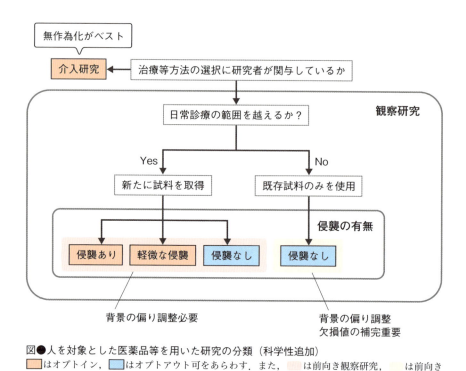

図●人を対象とした医薬品等を用いた研究の分類（科学性追加）
　■はオプトイン，■はオプトアウト可をあらわす．また，■は前向き観察研究，■は前向き観察研究と後ろ向き観察研究をあらわす．

　一方，既存試料を用いた研究や，侵襲性の比較的高くない観察研究は介入研究に比べて患者さんへの負担は少ないので，無作為化や盲検化が行われていないからといって，それ自体で科学性がないといって退ける必要はありません．観察研究のデータを用いてできることとできないことを十分に理解したうえで，研究を行いさえすれば，観察研究でも優れたエビデンスを出していくことは十分可能です．

介入研究だから「よい」わけではない．
できることとできないことを理解した観察研究からも
優れたエビデンスを出せる

2.1

観察研究は意味がないので介入研究をやれといわれました．

本当ですか？

そんなことはありません！

一般に研究に入った人全員に介入を行い介入前後で比較するような単群試験よりは，比較群のデータもきちんと集めた観察研究の方が科学性の高い研究と言えます．

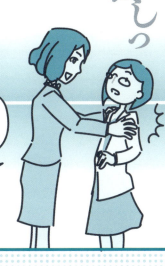

既存の手術法を一部改良してその効果を調べる臨床研究を行いたいのですが，介入研究をどうやって行えばよいですか？

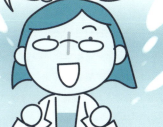

すでに広まっている手術法でしたら，どのくらい広がっているのか調べるために観察研究でデータを集めるところから始めるとよいでしょう．

Column：ネットワークメタ解析

　例えば，ある研究（研究A）で新薬群50人のデータと既存薬群50人のデータと比較した場合，新薬群のほうが臨床的には効果が出ているといったデータが観察されたとしても，症例数不足で統計的な有意差が得られないといったことが起こったとします．別の研究（研究B）でも同様に，新薬群50人のデータと既存薬群50人のデータと比較し，研究Aと同様の結果が出たとします．この2つの研究のデータを統合することを**メタ解析**と呼びます．統合により症例数が増え，統計的な有意差が出やすくなるのが解析の利点です．メタ解析は，無作為化比較試験など個々の研究内でバイアスのない（引き算ができる）研究を用いることが重要です．引き算のできないバイアスのある研究を統合しても「ガーベイジイン，ガーベイジアウト」となるだけです．

　近年，このメタ解析の手法を応用して，複数の治療法の効果を調べる**ネットワークメタ解析**が提唱されています．通常のメタ解析では，同じ薬剤を比較した研究を統合しますが，ネットワークメタ解析では，違う薬剤を比較した研究でも，最低1つの群が同じ薬剤を使用していれば，それを介して間接的に複数の薬剤間の比較が可能になります．例えば，新規診断の慢性骨髄性白血病の患者さんに対してニロチニブとイマチニブを比較したENESTnd試験と，同じ病気の患者さんに対してダサチニブとイマチニブを比較したDASISION試験の結果を用いて，ニロチニブとダサチニブを比較してみましょう．2つの研究は一方がニロチニブ，もう一方がダサチニブと，異なる薬剤を比較していますが，両方の比較群としてイマチニブを用いているという共通点があります．

　アウトカムである12カ月の細胞遺伝学的完全寛解達成率はニロチニブでは80％，ダサチニブでは83％でした．この数値を直接比較するとダサチニブのほうが達成率が高いかのように見えますが（統計的な有意差は今回は無視して話を進めます），そもそも比較群が違う研究からきている場合，直接比較はできません．2つの研究では同じ疾病の患者さんを対象にしていますが，前治療，臓器機能，併用薬などからなる組入れ基準が2つの試験で異なるため，正しい引き算はできません．このような場合は，両研究で用いられているイマチニブ群のアウトカムがそれぞれ1になるように揃える（ニロチニブの達成率はENESTnd試験のイマチニブの達成率65％で割り，ダサチニブの達成率はDASISION試験のイマチニブの達成率72％でそれぞれ割る）ことにより，研究間の違いを調整することが可能になります．ニロチニブとダサチニブを比較するリスク比は（80％÷65％）÷（83％÷72％）＝1.07として

	ENESTnd試験		DASISION試験	
	ニロチニブ	イマチニブ	ダサチニブ	イマチニブ
12カ月完全寛解達成率	80%	65%	83%	72%

ニロチニブとダサチニブの累積達成率の比 = 80/83 = 0.96

違う研究のデータを比べることはできないのでこれは間違い（直接比較できない）

解決策

	ENESTnd試験		DASISION試験	
	ニロチニブ	イマチニブ	ダサチニブ	イマチニブ
12カ月完全寛解達成率	80/65	65/65	83/72	72/72

ニロチニブとダサチニブの累積達成率の比 = (80/65) / (83/72) = 1.07

イマチニブの値で割って揃えたうえで比べる（間接比較はOK）

計算することができます．この計算で用いられた（80％÷65％）はENESTnd試験の結果を表すリスク比，（83％÷72％）はDASISION試験の結果を表すリスク比です．つまり，ネットワークメタ解析では，直接アウトカムデータを比較するのではなく，リスク比を用いた間接的な比較を行うことがポイントとなります．何度も言いますが，**なぜ直接比較ができないのか，それは異なる研究間での比較は正しい引き算ができないから**です．

メタ解析は近年非常によく行われる手法の１つですが，通常のメタ解析もネットワークメタ解析も，結果の妥当性が大きな問題となるため，解釈は慎重に行われなければなりません．例えば，比較しようとする治療の効果に影響する因子（例えば重篤な患者さんほど試験薬の効果が大きい場合は重篤度がそれにあたる）の分布が研究間で同じでない場合（研究Cは重篤な患者さんが大半であるが，研究Dはそうでないなど），得られた結果の解釈は大きく異なります．またA vs B，C vs Bの２つの研究から得られたA vs Cの比較結果が，A vs D，C vs Dの２つの研究から得られたA vs Cの比較結果と一致しない場合，結果は妥当とは言いきれません．データを統合する前に組入れ基準や患者背景，得られた結果の一致性などを慎重に確認する必要があります．

参考文献：
Mealing S, et al：The relative efficacy of imatinib, dasatinib and nilotinib for newly diagnosed chronic myeloid leukemia: a systematic review and network meta-analysis. Exp Hematol Oncol, 2：5, 2013

2. 観察研究のトリセツ

2.2 治療効果
―治療効果ありというためのポイントは…

すでに出回っている新薬の効果を調べたいのですが，介入研究をどうやって行えばよいですか？

すでに出回っている薬剤を適応の範囲で使用される場合は，その薬剤を用いたデータは既に現場にあるはずですね．もちろん介入研究も行えます．その場合は無作為化できた方がベターですが，観察研究で行うことも可能です．その治療を行っていない人を対照群として無作為化できず，背景に違いがあってもそれは統計解析で調整可能です．しかし未承認薬や適応外薬を使用する場合は介入研究として行うほかなく，それは特定臨床研究となり臨床研究法の下で行う必要があります．

観察研究を行う場合，無作為化できないのでデータには**交絡**が起こっているかもしれません．多変量解析などで交絡を除去しましょう．多変量解析では，使う**回帰モデル**を正しく選んだり，モデルに入れる背景因子をどう選ぶかが重要です．

患者背景を揃えるといえば，比較群の患者背景をデータ収集時に揃えるようにしてはどうでしょう．例えば，右心カテーテルを用いた患者さんが1人研究に登録された場合，これを仮にA子さんとして，この後にカテーテル治療を行わなかった患者さんはA子さんと年齢と性別が同じB子さんが来るまで登録しないといったように，比較群間で背景が揃う人しか研究に入れないという具合です．

　答えはNOです．観察研究は盲検化もされていないので，どの患者さんが治療をしたかしなかったかを知る人間が，それらの患者さんを研究に入れるか入れないかの判断を行い，具合の悪そうな人を優先的に治療なし群に入れたり，逆に具合のよさそうな人を治療あり群に入れたりするとどうなるでしょう．作為的に治療によい結果を示すデータが出るように取捨選択してしまうことになり，研究の科学性が損なわれてしまうのです．組み入れ時には背景のズレは気にせず組入れ除外基準に合致した人にできるだけ多く研究に入ってもらうことが大事です．

　なるほど，たしかにそうですね．では，次の**[研究例8]**のような場合，統計的な患者背景の調整は具体的にどのような手順を踏めばいいのでしょうか

・患者背景を揃えるとはどういうことか？
・どうやって交絡を調整するか？
・回帰モデルをどう選べばいいか？

2.2.1 患者背景がずれることで起こる問題

[研究例8]

右心カテーテル（RHC）の有用性を評価するため，集中治療の初期治療としての右心カテーテル治療後の生存率を調べた．どの患者さんが右心カテーテルを受けるかどうかの決定に研究者はかかわっていない（前向きな観察研究）

カプランマイヤー曲線で生存率の時間遷移を調べると，カテーテルを用いた治療群の方が生存率が悪く，P値は0.0001未満で，統計的な有意差が確認された．

これより…

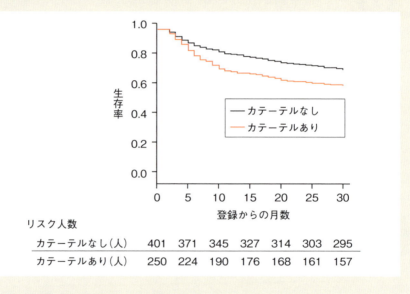

まず，研究例8から，カテーテル治療には治療効果がなく，むしろ生存率を悪化させると解釈としてよいでしょうか．ここでカテーテル治療を行った群の生存率が悪かったからと言ってそれが治療の効果を反映しているのか，それはまだわかりません．なぜなら，カテーテルを用いた患者さんの方が治療を行う時点ですでにより重症だったかもしれません．それを確認するために，交絡が起こっていないかどうか，カテーテル治療を行う前の患者さんの状態（患者背景）を比べてみましょう．

　患者背景とは，群の特性のことです．無作為化の行われていない研究では，比較する前にそれぞれの群の特性を調べることがたいへん重要です．これを患者背景を調べるといいます．

タイムマシンがないなかで

　本当に右心カテーテル治療が生存率を悪化させていることを証明したければ，タイムマシンに乗って，右心カテーテルを用い結果的に亡くなったA子さんが治療を受ける前に戻って，右心カテーテルを用いないという選択をした後，無事生存できるかどうかを見なくてはなりません．

　しかし，タイムマシンは存在しません．それでも治療の効果を正しく解析するためには，A子さんを別のB子さんと比較せざるを得ないわけです．つまり，できるだけA子さんが2人いるかのように，B子さんの性質をA子さんに揃える必要があるのです．これをA子さんとB子さん1人ずつだけでなく，治療受けた群と平均的に同じような人で治療を受けていない群を比較群として用意する必要があるのです．これを行ってくれるのが無作為化です．しかし，今回の研究は研究のために前向きにデータは収集するものの，無作為にカテーテル治療ありかなしに割り付けることはできませんでした．当然比較群間には偏りが生じます．幸いにも，カテーテル治療を受けていない人のデータ（比較群）が存在するので，比較群間で患者背景がどのくらいずれているかを知ることによって，統計的にこのズレを考慮したうえで，比較を行うことが可能です．これを**統計的な背景の調整**と呼んでいます．

既知のリスク因子は潜んでいないか

　無作為化の行われていない研究では研究のアウトカム（生存率）を比較するには，必ず比較している群にはどのような患者さんが入っているか，患者背景はどのくらいずれているのか，それぞれの群の特徴を調べることが大変重要です．

　（治療開始時点での）患者背景の比較を，行ってみましょう．まず群の特性のうち，年齢，アルブミン値，重篤度スコア，心拍数，呼吸数の5つに注目してみます．

	右心カテーテルなし	右心カテーテルあり	P値
年齢（平均）	62	61	0.368
アルブミン値	3.12	2.98	0.010
重篤度スコア（APS）	51	61	<0.001
心拍数	113	121	0.021
呼吸数	29	27	0.106

　治療開始時点での患者の状態をあらわすデータをみるとカテーテル治療を行った患者さんほど，栄養状態をあらわすアルブミン値が低く，重篤度スコアが高く（より重篤），心拍数も高かったことがわかりました．アルブミン値も，重篤度も，心拍数も直接患者の生存に対して因果関係がある（生存に対するリスク因子である）ことがすでにわかっているので，生存率が右心カテーテル群で悪かったのは，カテーテル治療をしたからではなく，もともと栄養状態が悪く，重篤で，心拍数の高い人が多く入っていたからだとも考えられます．

2.2.2 交絡

　交絡とは，研究対象となる要因とアウトカムに見せかけの因果関係を作ってしまうことを言います．研究対象となる要因に直接関係のない第3の因子が作用しありもしない関連をまるであるかのように見せたりすることをいいます．

　通常，治療群の患者さんの方が比較群の患者さんより，重症な人が多いというような偏りが起こってくるので，治療群の患者さんの方が，治療結果が悪くなるといったことが起こります．もともと重症な人が多かっただけなのに，治療のせいでまるで悪くなったかのような間違った結果は観察研究など無作為化のされていないでは起こりがちなミスです．このことを「**交絡が起こる**」とよんでいます．観察研究では，この「交絡」にどう対処するかが，研究の科学性を決めるカギを握るのです．交絡が成り立つためには以下の3つの条件が必要です．

▶ **交絡が成り立つ条件**
① アウトカムに対して因果関係をもつ
② 研究対象因子である暴露因子と相関関係にある
③ 暴露因子とアウトカムの関連に対して中間因子※ではない

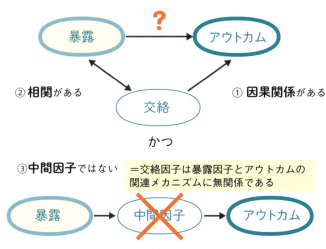

※ 中間因子はp.144で説明していますが，例えば「スタチンを投薬してコレステロール値が下がり，その結果心臓病が予防される」という関連ではコレステロール値は交絡因子ではなく，中間因子として扱います

これら①～③の条件をもとに，交絡が起こっていないかみていきます．飲酒と肺がんを用いて交絡が起こる条件は以下のとおりです．

▶ **喫煙が飲酒と肺がんの因果関係に交絡を引き起こす条件**
① 喫煙は肺がんのリスク因子である（因果関係にある）
② お酒を飲む人のなかには煙草を吸う人が多く，喫煙者のなかにはお酒を飲む人が多い
③ 喫煙は飲酒が肺がんを起こすことに対する中間因子ではない．

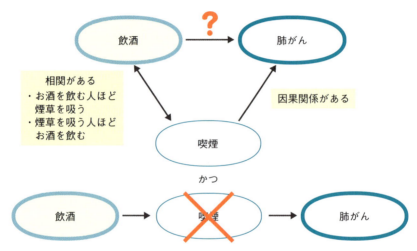

この場合，喫煙が飲酒による肺がんへの作用について交絡を引き起こしている可能性があります．

**観察研究では
交絡にどう対処するかが
科学性を決めるカギ**

患者背景の比較から交絡を探す

前述の患者背景の比較を図示すると，以下のような関係が成り立つことがわかります．アルブミン値，重篤度，心拍数の比較群間のずれが右心カテーテルと生存の間で見せかけの因果関係（交絡）を引き起こしている可能性が考えられます．

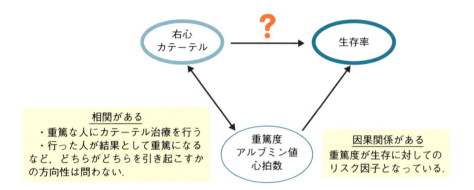

①アウトカム（生存率）に対して因果関係があると先行研究や臨床的にすでにわかっている因子（アルブミン値，重篤度，心拍数）が②研究対象となる因子（右心カテーテルの有無）と相関をもつ（背景がずれる）場合に起こります．③アルブミン値，重篤度，心拍数は右心カテーテル治療を実施する前に収集されたデータなので，中間因子にはなりません．

結果的に，比較群間に背景の違いが生じても，統計解析によって交絡を調整することが可能です．統計解析にはサブグループ解析や多変量解析が用いられます．サブグループ解析は交絡の数が1つや2つと少ない場合には有効ですが，通常，交絡になる因子は数多く存在するので，交絡の調整にはサブグループ解析より多変量解析が重要です．

サブグループ解析で交絡を取り除く

サブグループ解析とは，重症者だけ，または非重症者（軽症者）だけのようにデータを特定の患者背景によって抜き出して解析することです（日本では**サブ解析**をよばれることも多いようです）．サブグループ解析を行うと交絡を除去することが可能です．サブグループ解析と交絡にどう対処するのかを下の例で詳しく説明しましょう．データは架空のものです．

[研究例9]

右心カテーテル（RHC）の有用性を評価するため，集中治療の初期治療としての右心カテーテル治療後の生存率を調べた．

右心カテーテルの治療を受けた患者24名のうち13名（54％）が死亡，右心カテーテルの治療を受けなかった患者24名のうち7名（29％）が死亡した．ただし，それぞれのなかには重症者と軽症者が以下に示すような割合で存在した．

このデータをもとに考えると生死に直接かかわっているのは…

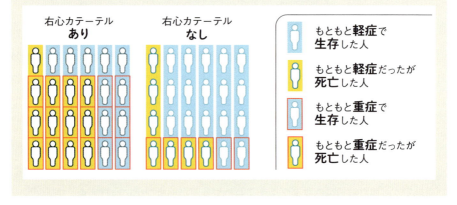

治療を受けた方が死亡する割合が高いというデータから治療と死亡（生存）の間には因果関係があるのかのように見えます．表にしてみます．

	右心カテーテルの治療 あり（24名）	右心カテーテルの治療 なし（24名）
死亡の割合	54％	29％

しかし，赤枠で囲まれた重症者ほどカテーテル治療を行っていればどうでしょうか？24名の治療群の患者のうち18名（75％）が重症者で，比較群では6名（25％）の人しか重症ではありませんでした．

	右心カテーテルの治療 あり（24名）	右心カテーテルの治療 なし（24名）
重症者の割合	75％	25％

　ここで見方を変えてみます．治療あり／なし群の重症者を合わせた24名のうち16名（67％）が死亡し，軽症者では4名（16％）が死亡したという結果であるともいえます．

	重症者（24名）	軽症者（24名）
死亡の割合	67％	17％

　このデータをもとに考えると生死に直接かかわっているのは治療法でしょうか？ はたまた病気の重篤度なのでしょうか？ この謎に迫るには今度は重症者だけ，または軽症者だけで治療法と生死の関連を見る必要があります．つまり，交絡因子ごとにデータをサブグループに分け，それぞれのサブグループで右心カテーテルと死亡の関係を調べるのです．

　まず，重症者だけで見てみると，治療をしてもしなくても死亡割合は3分の2で同じであることがわかります．

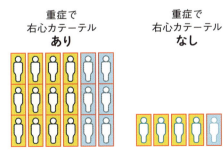
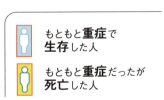

さらに，軽症な患者さんだけで見てみても，治療をしてもしなくても死亡率は6分の1で同じであることがわかります．

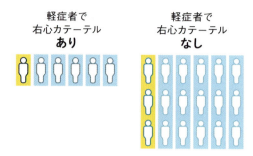

この死亡率が右心カテーテルあり・なしの群間で同じということは治療と生死の関連はなかったということを示します．つまり一見あるように見えた治療と生存率の因果関係はなかったのです．

このように交絡因子（この場合は重症・軽症者）ごとにデータを別々に見て，各サブグループで見たときに治療とアウトカムの関連性がなくなった場合は，明らかに治療は生死と関連はなかったということができます．しかし，重篤度を考慮しないで，直接治療のあり・なしで死亡率を比べたときには，まるで治療によって死亡を引き起こしているような結果になってしまいました．これは，本当は生死にかかわるのは治療開始前の重篤性なのに，重篤な患者さんほど優先的にカテーテル治療を行っていたので，それによって，治療と生死の間に見せかけの関連ができてしまったのです．この見せかけの関連が交絡です．

多変量解析で交絡を除く

　交絡因子が1つではなく複数存在する場合，サブグループ解析ではどうすればよいでしょうか？

　例えば，重篤度，アルブミン値と心拍数の3つの変数が交絡を引き起こしている場合，重篤度が高く，アルブミン値も低くかつ心拍数も高い，または，重篤度が低く，アルブミン値が低くかつ心拍数が高いなど，2×2×2＝8つのサブグループごとにデータを分けて解析しなければなりません．データを割れば割るほど，解析の精度も落ちてくるので，サブグループ解析による交絡の除去には限界があります．このようなときは多変量解析を用いることで交絡の除去が効率的に行えます．

　多変量解析とは，サブグループ解析のようにデータを分割するのではなく，すべてのデータを用いて，数学的に交絡因子の影響を取り去る方法で，複数の交絡因子にも簡単に対応することが可能です．それではこのデータを多変量解析を用いて，「背景の調整」を行ってみましょう．

　多変量解析は回帰モデルを用いて行いますが，第1歩としてどの回帰モデルを用いるかを知る必要があります．**回帰モデル**とは中学1年生で習う，$Y=a+bX$の方程式が基本となっています．Xを用いてYを説明できるかということですが，例えば

> Yを死亡・生存をあらわす変数
> Xを右心カテーテル治療のあり・なしを数値化したもの
> （死亡は「$Y=1$」，生存は「$Y=0$」，治療ありの人は「$X=1$」，なしの人は「$X=0$」）

とします．切片「a」は右心カテーテルで治療されなかった群のYの予想値つまり，死亡率となり，治療群の死亡率はそれに「b」を足すと予想死亡率が計算できることになります．つまり傾き「b」は治療ある群となし群の死亡率の違いをあらわしていると理解できます[※]．

方程式の右側のXを年齢だけでなく例えば，年齢や重篤度スコアやアルブミン値などをあらわすデータを入れて，$Y=a+b_1X_1+b_2X_2+b_3X_3$とすると，X_1歳の人で重篤度スコアがX_2でアルブミン値がX_3の人の死亡リスクが計算できることになります．複数のデータを数式に加えることで，仮に治療ありとなし群で重篤度や年齢がずれていても，そのずれを考慮しながら，治療の効果を計量化することが可能となるのです．$Y=a+bX$のようにXが1つしかないものを単変量の回帰モデル，X_1, X_2…のようにXが複数個あるものを**多変量の回帰モデル**とよんでいます．

> ※ここでは一番シンプルな回帰モデルである線形回帰モデルを用いた説明になっています．実際はアウトカムが死亡生存のような2値変数の場合は，ロジスティック回帰モデルやコックスの比例ハザード回帰を用いるので，回帰係数「b」の解釈はもっとややこしくなりますが，ここはコンセプトの紹介にとどめたいので簡易的にあらわしています．

2.2.3 回帰モデルの選び方

多変量解析は，線形回帰モデルや，ロジスティック回帰モデルなどいろいろな回帰モデルを用いて行われます．どの回帰モデルを用いるのかは，次の2つの条件で簡単に見分けることが可能です．

▶ 回帰モデルの選択
条件1．アウトカムデータの種類はなにか？
条件2．1人からデータが繰り返し採取されているか？

ランダム化	Q1 アウトカム変数の種類	Q2 繰り返し採取されている	→ 適切な統計モデル
あり			
なし	連続	1人1回	→ 線形回帰モデル（最小二乗法）
		繰り返し	→ 混合効果モデル ↘ GEE（一般化推定方程式）
	2値	1人1回	→ ロジスティック回帰モデル
		繰り返し	→ GEE
	2値（打ち切り）	1人1回	→ コックス比例ハザード回帰モデル
		繰り返し	→ コックス比例ハザード回帰モデル（クラスターあり）
	カテゴリー（順序あり）	1人1回	→ 順序ロジスティック回帰モデル
		繰り返し	→ GEE
	カテゴリー（順序なし）	1人1回	→ 名義ロジスティック回帰モデル
		繰り返し	→ GEE

例えば，治療された患者さんと治療されてない患者さん間で，コレステロール値を投薬後1回計測しているような場合は，アウトカムは1回しか採取されていないので解析は線形回帰モデルが用いられます．しかし，投薬後コレステロール値が2回以上計測されている場合には，**混合効果モデル**や**一般化推定方程式を用いた回帰モデル**（Generalized Estimating Equation：**GEE**）など，データが繰り返し取られていることに対処できる回帰モデルを用いる必要があります．

アウトカムが２つの値しかとらない場合

　生存や死亡といった２つの数値しかとらない変数を**２値の変数**とよびます．この場合，死亡または生存の一方をイベントと定義してイベントの起こった頻度を比べる場合によく用いられるのが，ロジスティック回帰モデルです．イベントの頻度を比べるときにたいへん重要なのが「時間」です．例えば，治療後１年間で死亡したのか，発症後５年間で死亡したのかでは解釈が全く違ってきますね．発症後10日で来院しなくなった患者さんをイベントなし（生存）と扱い，治療後３年間同じ病院に通って３年目に亡くなった患者さんをイベントあり（死亡）にしてしまっては，解析結果が間違ってしまうこともよくあるのです．

　イベント（この場合は死亡）が確認される前に追跡が終わってしまい，その後どうなったかわからなくなることを統計用語で**逸脱**，研究からの**抜け落ち**，英語で**センサリング**（Censoring）と呼んでいます．センサリングを考慮に入れた解析を行いたい場合は，ロジスティック回帰モデルではなく，コックスの比例ハザード回帰モデルを用いることになります．

ランダム化	Q1 アウトカム 変数の種類	Q2 繰り返し 採取されている	→ 適切な統計モデル
あり			
なし	連続	１人１回	→ 線形回帰モデル（最小二乗法）
		繰り返し	→ 混合効果モデル ↘ GEE
	２値	１人１回	→ ロジスティック回帰モデル
		繰り返し	→ GEE
	２値（打ち切り）	１人１回	→ コックス比例ハザード回帰モデル
		繰り返し	→ コックス比例ハザード回帰モデル（クラスターあり）
	カテゴリー （順序あり）	１人１回	→ 順序ロジスティック回帰モデル
		繰り返し	→ GEE
	カテゴリー （順序なし）	１人１回	→ 名義ロジスティック回帰モデル
		繰り返し	→ GEE

アウトカムが3値以上の値をとる場合

　死亡・生存といった2つの値ではなく，軽症・中等症・重症のような順序のある3値（または3値以上）のカテゴリー変数を**順序変数**とよんでいます．例えば，心血管障害の重篤度を3つのカテゴリーで数値化しそれを治療ありとなしの群で比べる場合は，順序ロジスティック回帰モデルが使用されます．同じ3値以上のカテゴリーでも，がん・心臓病・感染症などのように順序のつけられないカテゴリー変数を比べる場合は，名義ロジスティック回帰モデルを使うことができます．

　2つのカテゴリーでアウトカムを表すより，たとえ1つでも多い方が統計的な力である検出力が増します．アウトカムはできるだけ細かなデータで収集しましょう．

ランダム化	Q1 アウトカム変数の種類	Q2 繰り返し採取されている	→ 適切な統計モデル
あり			
なし	連続	1人1回	→ 線形回帰モデル（最小二乗法）
		繰り返し	→ 混合効果モデル
			↘ GEE
	2値	1人1回	→ ロジスティック回帰モデル
		繰り返し	→ GEE
	2値（打ち切り）	1人1回	→ コックス比例ハザード回帰モデル
		繰り返し	→ コックス比例ハザード回帰モデル（クラスターあり）
	カテゴリー（順序あり）	1人1回	→ 順序ロジスティック回帰モデル
		繰り返し	→ GEE
	カテゴリー（順序なし）	1人1回	→ 名義ロジスティック回帰モデル
		繰り返し	→ GEE

回帰モデルで多変量解析をやってみよう

[研究例9]の解析では比べたいのは生存(死亡)率ですが，すべての患者さんが死亡が確認されるまで追跡をしたわけではなく，抜け落ち例(センサリング)のあるデータを用いていることから，コックスの比例ハザード回帰モデルを用いて背景因子を調整します．

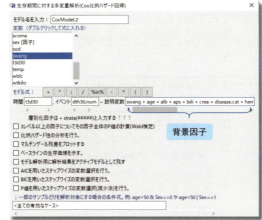

EZRを用いたコックス比例ハザード回帰背景調整

コックス比例ハザード回帰（結果）
背景のずれを補正する

	ハザード比	95%信頼区間下限	95%信頼区間上限	P値
swang	1.14	1.034	1.27	9.0e-03
age	1.01	1.012	1.02	0.0e+00
alb	1.00	0.938	1.06	9.0e-01
aps	1.01	1.011	1.02	1.1e-16
bili	1.03	1.026	1.04	0.0e+00
crea	0.98	0.959	1.01	2.4e-01
disease.cat[T.CHF]	0.55	0.415	0.73	3.0e-05
disease.cat[T.Cirrhosis]	1.37	1.082	1.74	8.9e-03
disease.cat[T.Colon Cancer]	0.28	0.039	1.98	2.0e-01
disease.cat[T.Coma]	2.61	2.193	3.11	0.0e+00
disease.cat[T.COPD]	0.62	0.479	0.80	2.2e-04
disease.cat[T.Lung Cancer]	2.09	1.246	3.50	5.2e-03
disease.cat[T.MOSF w/Malignancy]	1.80	1.535	2.12	6.2e-13
disease.cat[T.MOSF w/Sepsis]	0.94	0.826	1.06	3.1e-01
hema	1.00	0.992	1.00	5.7e-01
hrt	1.00	1.000	1.00	5.9e-03
meanbp	1.00	0.998	1.00	3.6e-01
paco2	1.00	0.992	1.00	2.1e-01
pafi	1.00	0.999	1.00	1.5e-02
ph	0.87	0.530	1.44	5.9e-01
pot	1.00	0.959	1.05	8.7e-01
race[T.other]	1.10	0.889	1.37	3.7e-01
race[T.white]	1.05	0.925	1.19	4.4e-01
resp	1.00	0.995	1.00	4.3e-01
scoma	1.01	1.006	1.01	0.0e+00
sex[T.Male]	1.05	0.960	1.16	2.7e-01
sod	0.99	0.989	1.00	7.6e-02
temp	0.98	0.958	1.01	8.4e-02
wblc	1.00	0.995	1.00	4.5e-01
wtkilo	1.00	0.997	1.00	7.4e-02

このモデルでは，年齢（age），アルブミン値（alb），重症度スコア（aps），ビリルビン値（bili），クレアチニン値（crea），主訴（disease.cat），ヘマトクリット値（hema）などたいへん多くの背景をモデルに組込んでいます．これらの背景因子がモデルに入れられたうえで，計算された右心カテーテル（swang）の効果がハザード比＝1.144（P値＝0.00895）であったことから，モデルで調整された背景因子のズレとは無関係に，右心カテーテル法による治療群は比較群に比べて，死亡リスクが14.4％増えており，それは統計的に有意であることが示されました．

　ところで，背景の調整を行わない，**カプランマイヤー法**を用いた解析結果についてハザード比を計算することもできます．これには，右心カテーテル（swang）のみがモデルに入ったコックス比例ハザード回帰を用います．このときのハザード比は1.304，P値＝0.00000000824でした．　背景の調整のない解析では右心カテーテルの治療群では比較群に比べて死亡リスクが1.304倍になると出ました．

　前述のように，患者背景のズレを調整したときには，治療群は死亡リスクが1.14倍になるという結果が出ています．このことから調整の有無のハザード比の違いは，背景のズレによって起こったことがわかります．

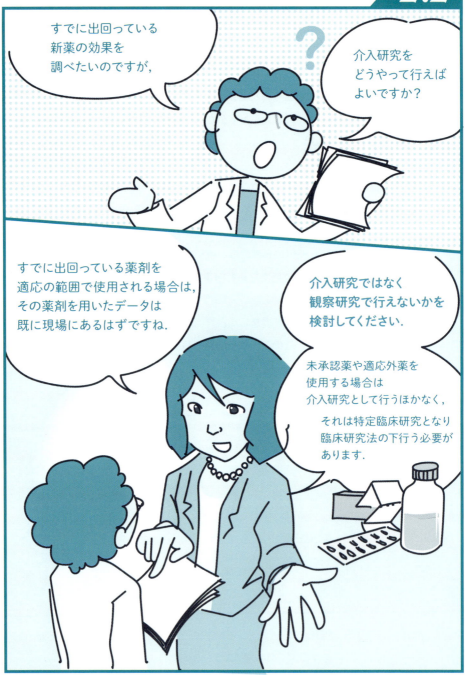

Column：傾向スコアによる背景調整

　無作為化の行われていない研究では，比較群間の重篤性など背景が揃えにくいため，多変量解析を用いた背景の調整法を本書では紹介しています．しかし，多変量解析を用いた方法のほかに，**傾向スコア**マッチングという手法を用いて背景の揃ったデータのみを取り出すという方法もあります．例えば，右心カテーテルの有効性を調べた研究では，収集された5,735名のデータをすべて用いると，年齢，アルブミン値，重篤度スコア，心拍数，呼吸数などの背景因子にズレが確認されましたが，この5,735名のうち，まるで無作為化をしたかのように背景の揃った患者さんのみのデータを解析に用いることで，背景のズレによるバイアスをなくすことができます．

　傾向スコアは多くの背景因子を1つの連続変数として統合したスコアで，傾向スコアの似ている患者さんで，一方は右心カテーテルあり，もう一方はなしの患者さんを選び（マッチさせ），選ばれたデータのみを解析に使用します．傾向スコアとは，背景因子をもとに計算された，暴露を受ける確率です（この場合は右心カテーテルによる治療を受ける確率）．傾向スコアは，通常ロジスティック回帰モデルのアウトカムを暴露変数（右心カテーテル治療のあり・なし）とし，説明変数に年齢や重篤度などの背景因子を入れて作成します．傾向スコアは多くの書籍で紹介されていますので，詳細はそちらを参照ください．

2. 観察研究のトリセツ

2.3 リスク因子の解析
―リスク因子はこれというためのポイントは…

あるアウトカムに対するリスク因子を調べる研究, 例えば「腎臓病になるリスク因子を調べる」というような研究を組みたいと思っています. とりあえず, 考えられるリスク因子を多変量回帰モデルに投入して, 有意差の出たもので結果を出してもよいのでしょうか.

リスク因子の解析も治療の効果を見る解析のように, できれば解析をする前に絞り込み, 交絡になりそうな背景因子を多変量解析で調整するといった方法が効果的です.

できるだけ多くのリスク因子を見つけ出したいのです. 絞り込むなんてできません.

データを集める前に, この研究で何を行いたいのか, 仮説は何なのかという研究仮説を持たずに, 手当たり次第データを解析して, 何が大切かを見るような研究はあまりよいとは言えません. あなたは本当は何をしたいのですか, ベッドサイドでのひらめきは何でしょうか.

腎疾患の患者さんは疾患そのものでなく肥満による弊害で苦しんでいるようなのです. 実は本当は, 腎疾患の患者さんは健常人と比べてより肥満になるリスクが高いのかを調べたかったんです.

それは良かった！　その場合は，BMIや腹囲の長さなどを腎疾患の患者さんと健常人とで比べる解析をしましょう．その時にも背景のズレはバイアスをもたらします．必ず多変量解析で調整するようにしてください．リスク因子を調べる研究も背景調整の仕方は前の章の治療効果を調べる解析を同じ手順を用います．

　リスク因子を調べる研究では，例えば肥満の群や煙草を吸う群に無作為に割り付けることはできません．リスク因子の解析には多変量回帰による解析がとても重要です．

　85歳以上の患者さんで，ある薬を用いた場合の有害事象の頻度を比べたいなどというときは，比較群は85歳以上と85歳未満に分けるべきでしょうか？

　年齢の効果を見たい場合は年齢で2群に分けるよりも，連続的に変わる年齢の効果を見るためには，年齢のカテゴリーを2群ではなく3群以上に増やすか，年齢を連続変数として扱い，年齢によるアウトカムの細かな変化を見る解析手法が有効です．

※非線形についてはp151〜で詳しく解説しています

　いろいろな解析法があるのですね．ひとまず，次の**[研究例10]**のような場合，患者背景の調整は具体的にどのような手順を踏めばいいのか教えていただけませんか．

・リスク分析のポイントはどこか？
・背景因子はいくつまで多変量解析に入れていいのか？
・インターアクションをどう考えればいいか？

2.3.1 リスク解析のポイント

多くの研究者は例えば、ICUに入室した時点の情報を用いて30日以内の死亡リスクになる因子を手当たり次第探すというような解析を行いがちです。この場合アウトカム以外の変数をすべて多変量回帰に説明変数として入れて、有意差の出たものすべてをリスク因子として挙げるというような解析が多く用いられているようですが、そんな出たとこ勝負の仮説のない解析はあまりよいとは思えません。まずは注目すべき暴露因子を決めて、多変量回帰に残りの説明変数をすべて一気に投入するのではなく、まずは投入すべき因子としてはいけない因子について考えてみましょう。

[研究例10]
慢性腎臓病（CKD患者）は肥満につながりやすいかどうかを調べるため、CKD患者180人と健常者50人のBMIの平均を比べた。
健常者のBMIの平均は27.8、CKD患者は30.4だった。統計的な有意差を示すP値は、スチューデントのT検定を用い、P値が5％を下回っていた。
このことから、この解析からはCKD患者の方が肥満が多いことがわかった。

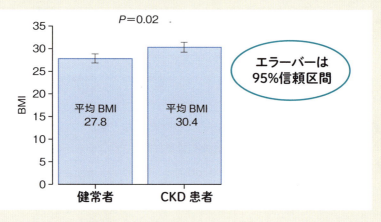

CKDになったら肥満につながるという因果関係を証明しようとした場合、本来ならば全くの同一人物がCKDになった場合とならなかった場合で比べなければなりません。今回の比較はCKDになっている人とそうでない人の比較です。病気になるように無作為に割り付けることはできません。

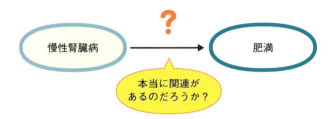

患者背景の比較

それでは，CKD患者であるC子さんが発病する前の体重と比べるのはどうでしょうか？ 発病前40歳のC子さんの体重は50kg，50歳の時点では55kgでした．しかしその後発病し，60歳時点のC子さんの体重は70kgとなりました．この場合，発病前は10年で5 kgしか増えていない体重が，発病後は同じ10年で15kgも増えてしまったことになります．この過剰な10kg分は病気によるものだと言えるでしょうか？

この場合，そもそも40歳から50歳への体重の増え方と50歳から60歳への10年間での体重の増え方が同じとは限らないので，年齢だけの影響なのか，はたまた病気のせいなのかはわからないのです．同じ人物内での比較であったとしても年齢が違うと比較になりません．

CKD患者さんとそうでない人々を比べることになる**[研究例10]**では，当然比較群間には大きな偏りが生じます．それぞれの比較群の背景として糖尿病の既往，性別，肌の色，年齢，拡張期血圧，収縮期血圧についてみてみましょう．

変数	健常者 N＝50	慢性腎臓病 N＝180	P値
BMI（平均）	27.8	30.4	0.021
糖尿病	90.0％	56.1％	<0.001
男性	54.0％	41.7％	0.148
黒人	92.0％	88.3％	0.610
年齢（平均）	56.7	66.3	<0.001
拡張期血圧（DBP，平均）	76.1	73.1	0.108
収縮期血圧（SBP，平均）	129.7	138.6	0.005

健常者の平均年齢は56.7歳，それに対しCKD患者では66.3歳でした．なかでもさきほど同じ人物内の比較であっても年齢が違うと比較にならないとみたばかりなのに違う人で年齢が10歳も違う2つのグループの比較からは平均BMIがいくら統計的に有意に違っても，BMIの違いが年齢の違いによるものなのか病気から引き起こされているのか，全くわかりません．

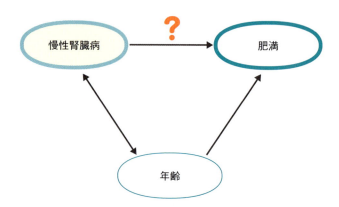

　この構図はみたことがありますね．そう，こうした場合に有効なのが多変量解析，つまり多変量回帰モデルを使って交絡因子の影響を取り去る方法でした．

2.3.2 組み込める背景因子

いくつまで組み込めるか

　多変量回帰モデルによる背景の調整はかなり広く用いられるようになってきましたが，数多くある背景因子をすべてモデルに入れられるのか，何をモデルに入れるかはまだまだよくわからないといったコメントをいただきます．

　よく用いられる変数の選び方は，単変量解析で有意差の出たものだけを回帰モデルに入れたり，ステップワイズ法といった，コンピューターで有意差の出るものだけを自動選択する方法などがあります．どちらの場合でも，データを使って回帰モデルに入れる変数を選ぶやり方は再現性が保証できないのでNGです．再現性が保証できないとは，誰かほかの研究者が同様の研究をくり返したときに同じ変数が選ばれず，結果が再現できないということです．正しい選び方は，データを一切見ないで，モデルに入れられる数だけすべて入れるという方法が推奨されます．入れられる数は多変量回帰モデルの種類によって変わります．

回帰モデルに入れられる変数の数の目安

回帰モデルの種類	入れられる変数の数（目安）
線形回帰	総症例数を15で割った数
ロジスティック回帰	イベントありとなしの人数の小さい方を10で割った数
コックス比例ハザード回帰	イベントありの人数を10で割った数

**変数の選び方は再現性が保証できるやり方で．
変数の数は多変量回帰モデルの種類による**

何を組込めるか

何個まで入れられるかが決まったら、次は何を入れるのかを決めます。

アウトカムに対して因果関係をもつと考えられる因子を入れる方法が推奨されます。そして因果関係をもつかどうかは、データを見て決めるのではなく、先行研究や医学的な観点から決めるようにしてください。なぜ、アウトカムに関連するものから選び、比較群（この場合はCKD患者と健常人）で異なるものから選ばないのでしょうか。

多変量解析は交絡因子を回帰モデルに入れることで数学的に交絡因子の影響を取り去る方法です。つまり、モデルに入れるべき因子は交絡になりそうな因子であることが重要なのです。CKDと健常人の間でいくら違いが確認された背景因子であっても、アウトカムである肥満に対して因果関係をもたなければ交絡因子にはならないので、どの因子を多変量回帰モデルに入れるかは、アウトカムに対して因果関係をもつかどうかが決め手になります。

この解析では連続変数である肥満をアウトカムにした線形回帰モデルを用いるので、健常者50名とCKD患者180名の合計230名の症例数を15で割った数の15個まで入ることがわかります。ですからp119の背景表にある7つの変数（BMI、糖尿病既往、性別、人種、年齢、拡張期血圧、収縮期血圧）のすべてを加えることが可能です。

回帰モデルに入れられる変数の数の目安

回帰モデルの種類	入れられる変数の数（目安）
線形回帰	総症例数を15で割った数
ロジスティック回帰	イベントありとなしの人数の小さい方を10で割った数
コックス比例ハザード回帰	イベントありの人数を10で割った数

**どれを入れるかは
アウトカムに対して因果関係をもつかが
決め手**

共線性の問題

　ここで注意が必要です．まず拡張期血圧と収縮期血圧は相関が強いので（血圧の高い人はどちらも高かったり，血圧の低い人はどちらも低かったりという意味です），相関がかなり強い因子は同時にモデルに入れてはいけません．これを**共線性の問題**とよんでいます．

　相関がかなり強いと敢えて言ったのは，年齢と血圧のような（比較的弱い）相関を指しているのではありません．共線性が問題となるのは，拡張期血圧と収縮期血圧，BMIと体脂肪，クレアチニン値とeGFR値（eGFR値のなかにクレアチニン値が含まれる）など，かなり強い相関を持つものが回帰モデルに説明変数として同時に含まれる場合です．共線性が起こると，回帰係数の誤差が必要以上に大きくなりすぎて，それぞれの変数が別々にモデルに入っている場合は有意差が出るのに，2つ（またはそれ以上）同時にモデルに入れてしまうと，誤差がかなり大きく見積もられ，P値自体も1に近く膨張してしまう，オッズ比等回帰係数自体も間違って計算されてしまうという現象が起こります．共線性が起こった場合，回帰モデル自体が間違って推計されてしまいます．

　共線性が起こった場合の解決策としては，問題となる変数のどちらか一方を回帰モデルから外すのが一般的です．

オーバーアジャストメント問題

　それでは収縮期血圧だけでもモデルに入れるのはどうでしょうか？　それも注意が必要です．肥満と血圧は密接にかかわっていることから，血圧までモデルに入れてしまうと**オーバーアジャストメント**（調整のしすぎ）が起こり，得られるBMIの差が実際よりも小さくなってしまうことが考えられます．

　以下に挙げるような，調べたい暴露因子とアウトカムの関連に密にかかわるような因子を**因果パスウェイ上にある因子**と呼びます．因果パスウェイ上にある因子を回帰モデルに入れると，暴露因子の影響を過小に評価してしまうという調整のしすぎの問題が起

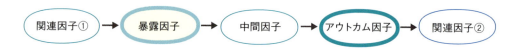

	どんな因子か	具体例
関連因子①	暴露因子に因果関係をもつ	腎機能スコアなど（腎機能が悪い人ほど慢性腎臓病になりやすい）
関連因子②	アウトカム因子の結果として起こってくる	血圧，炎症の度合いなど（肥満の結果として高血圧になっていたり炎症が起こったりする）
中間因子	暴露因子とアウトカム因子の関連のメカニズムに影響を与える因子	腎臓病関連の治療薬の服用によって肥満が引き起こされるなど

こることがあります．多変量回帰モデルに何を説明変数として加えるかを決めるときには細心の注意が必要です．

　ある手術の合併症を75歳以上，75歳未満で比べるときに，比較群間で筋肉量，栄養状態，身体的機能などを調整すると，若いけれど身体的には高齢者に近い人と高齢者だけど身体的には若い人を比べることになり，本来みたい年齢の影響がみられなくなります．「年齢の違い」という言葉の定義，何を含み，何を含まないかとしっかり考えることが大切です．ヴァンダービルト大時代の共同研究者の1人が糖尿病患者の言語学的リテラシーと病気のマネジメントについて調べていました．リテラシーレベルは国語のテストスコアで表していましたが，多変量解析でテストスコアの効果をみるとき学歴を調整すべきかで議論になりました．テストスコアが同じ人の中で学歴が低い人ほど頭がよい（学歴の割にはよい）とするのか，学歴に関係なくテストスコアのみで決めるか．どう定義するかをしっかり考えることが大切です．

2.3.3 再現性の確認

　交絡を引き起こすと考えられる因子をデータを見ないで決めましょうとはいっても，研究によってはそれはできないといった場合があります．データを見て，統計的に有用な変数のみでモデルをつくりたい場合，どうしたらよいのでしょうか．

　有意差のない変数を回帰モデルから削除するなど，統計的に有意差の出たものだけをモデルに加えて回帰モデルを作ったときは，その回帰モデルの再現性を確かめることが必要となります．これを**回帰モデルの検証**（Validation）と呼んでいます．Validationでは作成された回帰モデルを解析に用いられていない全く新しいデータに当てはめて，その当てはまりのよさを確かめます．

　しかし，全く新しいデータというのはそうそう手に入るものではありません．その場合は，手元にあるデータの半分を使って回帰モデルを組み立て，残りの半分を使って同じ結果が再現できるかを確認する**内部検証**（Internal Validation）という方法がよく使われます．内部検証には多くの方法がありますが，その中でも交差検証（クロスバリデーション）とブートストラップ法の2つの方法がよく用いられています．

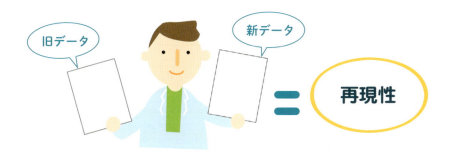

交差検証(クロスバリデーション)

　データを10分割し,9割のデータを使って回帰モデルを構築し, 残りの1割のデータで同じ結果が得られるかを確かめ,これを10回くり返すといった方法を**10分割交差検証(クロスバリデーション)**です.クロスバリデーション法は最近はやりの人工知能(AI)でも用いられる機械学習という方法にも用いられています.モデルを構築することを学習と言い,残ったデータで再現性を検証します.

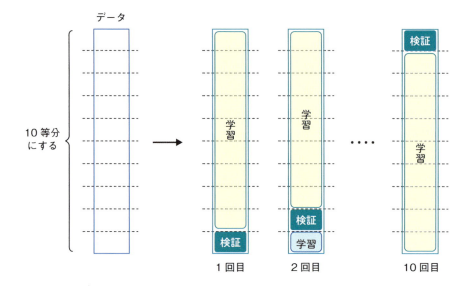

ブートストラップ法

　ブートストラップ法もクロスバリデーションと並びよく用いられる手法です．ブートストラップとは読んで字のごとく靴紐という意味です．Aという研究者が10人の患者さんのデータを集めたとします．それではここでこの10人のデータからブートストラップを行ってみます．

　研究者Aの手元にはID1～10番の人のデータシートがあります．もう1人のBという研究者がこの10枚のデータシートから1枚ずつ選びます．次の1枚を選ぶ前に，**今引いたデータシートを元に戻します**．こうすることによって研究者Aの手元にはいつも10枚のデータシートが残ります．研究者Bは，その10枚から1枚ずつ，選んでは返しをくり返しながら，最初にあったデータの数（この例では10）回データシートを選びます．そうすればどうでしょうか？研究者Bの選んだ10人分のデータの中には，最初の10人のデータシートがそれぞれ1枚ずつ入るでしょうか？いえいえ違いますよね．次のシートを引く前に引いたシートを戻さなければならないので，同じデータシートを何回も引くこともあれば，全く引かないデータシートがあったりするのです．つまり研究者Bの手の中には最初の10人と似てはいるけど微妙に違う10人のデータが入るわけです．この最初のデータと似ているけどちょっと違うというデータを，「他の研究者が同様の研究を

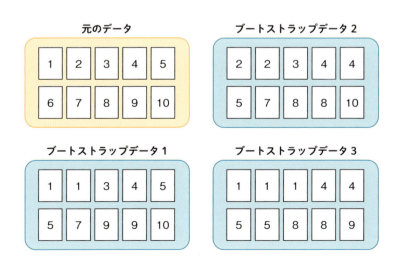

行った場合に得られるデータ」として，これを用いて，解析結果の再現性を確認するわけです．この方法を開発したエフロン教授からじかに聞いた話ですが，「溺れた人が自分の靴紐（ブートストラップ）につかまって自力で生還する」（*Pull yourself up by your bootstraps*. 自力で生還する，他人の力を借りずに成し遂げるという意味）というアメリカの古い諺が名前の由来だそうです．

ブートストラップ法はクロスバリデーションとは異なり，研究データをすべて用いて回帰モデルの構築とバリデーションの両方が可能である点がよいとされています．クロスバリデーションやブートストラップ法などを用いた再現性の検証を行わない限りは，回帰モデルにどの変数を入れるかは，決してデータを用いて決めてはならないのです．

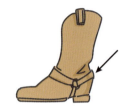

2.3.4 インターアクション

　ここまでの解析からCKDの患者ほど肥満である傾向が高いといえそうです．これはあくまでも研究に参加した平均的なCKDの患者さんと平均的な健常者に当てはまる結論です．それではどのようなCKDの患者さんが一番肥満になりやすいかを観察研究で導くことは可能でしょうか．

▶ **どのサブグループに関連があるか調べる**

　[研究例10]のデータを4つに分けてそれぞれでBMIをCKD患者と健常者で比べてみます．まずは，男性か女性かの性別で解析をそれぞれに行って，次に同様に70歳以上か70歳未満で解析をそれぞれに行ってみると，結果は以下のようになりました．

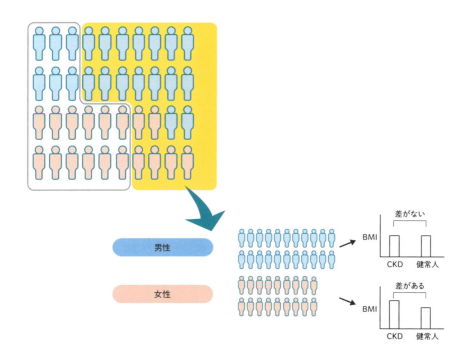

▶ **①男性**

　男性のデータのみでBMIとCKDの関係を見てみます．

```
              回帰係数推定値  95%信頼区間下限  95%信頼区間上限  標準誤差  t統計量    P値
(Intercept)   31.25          26.14          36.3591        2.58     12.11    1.2e-22
age           -0.08          -0.16          0.0019         0.04     -1.93    5.6e-02
ckd_yes       1.46           -1.29          4.2110         1.39     1.05     3.0e-01
dm_yes        2.38           0.39           4.3776         1.01     2.37     2.0e-02
race_aa       -0.33          -2.95          2.2953         1.32     -0.25    8.1e-01
smoke_yes     0.56           -1.43          2.5581         1.01     0.56     5.8e-01
```

年齢，糖尿病の履歴，人種，喫煙の有無を揃えたうえで比べてみると，CKDの患者さんは健常人に比べてBMIが平均して1.46高いことがわかりますが，統計的な有意差は確認されませんでした．

▶ ②女性

女性だけでBMIとCKDの関係を見てみます．

```
              回帰係数推定値  95%信頼区間下限  95%信頼区間上限  標準誤差  t統計量    P値
(Intercept)   37.87          30.40          45.345         3.76     10.06    1.1e-16
age           -0.16          -0.28          -0.036         0.06     -2.58    1.1e-02
ckd_yes       4.16           0.42           7.896          1.88     2.21     3.0e-02
dm_yes        5.19           1.84           8.554          1.69     3.07     2.8e-03
race_aa       1.06           -5.44          7.559          3.27     0.32     7.5e-01
smoke_yes     -2.88          -5.91          0.153          1.53     -1.88    6.2e-02
```

一方，女性のデータのみでCKDとBMIの関係を見てみると，CKDの患者さんは健常人に比べてBMIが平均して4.16も高く，P値が0.03であることから，統計的有意差が確認できました．

▶ ③70歳未満

70歳未満だけでBMIとCKDの関係を見てみます．

```
              回帰係数推定値  95%信頼区間下限  95%信頼区間上限  標準誤差  t統計量    P値
(Intercept)   29.70          27.05          32.35          1.3      22.1     8.9e-47
ckd_yes       3.41           0.54           6.28           1.5      2.4      2.0e-02
dm_yes        4.06           1.36           6.77           1.4      3.0      3.5e-03
gender_male   -2.98          -5.41          -0.55          1.2      -2.4     1.7e-02
race_aa       -0.52          -3.93          2.89           1.7      -0.3     7.6e-01
smoke_yes     -1.61          -4.10          0.89           1.3      -1.3     2.1e-01
```

70歳未満のデータのみでは，CKDの患者さんは健常人に比べてBMIが平均して3.41高く，P値が0.02であることから，統計的有意差が確認できました．

▶ ④70歳以上

```
              回帰係数推定値 95%信頼区間下限 95%信頼区間上限 標準誤差 t統計量    P値
(Intercept)      28.03         23.71           32.36        2.2    12.89  1.6e-21
ckd_yes           1.68         -2.59            5.94        2.1     0.78  4.4e-01
dm_yes            1.72         -0.52            3.97        1.1     1.53  1.3e-01
gender_male      -2.17         -4.41            0.07        1.1    -1.93  5.7e-02
race_aa           0.52         -4.75            5.79        2.7     0.20  8.5e-01
smoke_yes        -1.47         -3.69            0.74        1.1    -1.32  1.9e-01
```

　70歳未満のデータのみでは，CKDの患者さんは健常人に比べてBMIが平均して1.68高くでたものの，P値が0.44であることから，統計的な有意差は確認できませんでした．

　以上の4つのサブグループ解析の結果を**フォレストプロット**という図であらわすと下のようになります．女性のみの解析と，70歳未満のデータのみでの解析では，信頼区間がBMIの平均に群間差がない値（ゼロ）を含まないので，統計的な有意差があることがわかります．フォレストプロット上の◆は回帰係数推定値を示しています．男性のみの◆は，男性のみのデータを用いて解析した場合ckd_yesの変数の回帰係数推定値は1.46で，CKDの患者のほうが健常人よりBMIの平均値が1.46高いことがわかります．

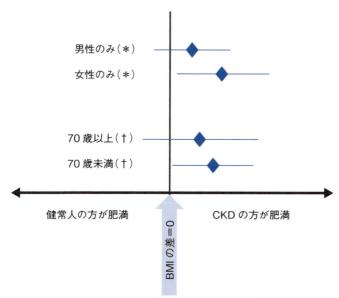

＊性別で分けた解析は年齢，糖尿病罹患，人種，喫煙の有無を調整済み．
†年齢で分けた解析は，性別，糖尿病罹患，人種，喫煙の有無を調整済み．

上の解析ではCKDと健常者でBMIを比べたときに，男性と女性で違う結果が出ました．これをCKDがBMIに及ぼす影響（Effect）が性別で違っている（Modifyされている）と解釈し，英語で**Effect Modification**が起こっている，日本語では**効果修飾が起こっている**と訳されています．Effect Modificationは別名**インターアクション**（Interaction）ともよばれています．インターアクションは数学用語で厳密には疫学用語の効果修飾と異なりますが，広義においては同じと考えて差し支えないでしょう．大人には良く効く薬が子供には毒になるというふうに「インターアクション」は研究対象因子のアウトカムに及ぼす効果が，他の因子の影響で変わるという意味で，薬の性質によるものですが，一方「交絡」は「薬を使った人が悪くなったのではなく薬を使った人はもともと重病であった」というような解析上起こる誤り（バイアス）です．よってインターアクションと交絡は根本的にその性質が異なるのです．

　［研究例6］（→p46）のようにデータを別々に見るなどのサブグループ解析で，一方は有意差が出たけれども，もう一方では有意差が出なかったからといって，CKDのBMIに及ぼす影響が性別で変わるかを十分に説明しているかというと，そうではありません．例えば，右のような場合はどうでしょうか？女性のみで見たほうがBMIの差は男性のみで見たときよりも信頼区間が小さいにもかかわらず，女性では統計的有意差が確認できるのに，男性ではできません．

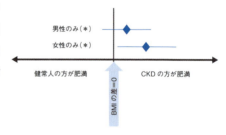

　これは信頼区間は症例数が大きくなればなるほど小さくなることが関係します．仮に，男性の方がCKDのBMIに及ぼす影響が小さくても症例数が十分大きい場合は，統計的有意差が出るというようなことが起こってくるのです．単に統計的な有意差をもとに男性ではCKDとBMIの関連はあるけれども，女性では関連はないなんてことを言ってしまうと，たいへんおかしな結果になっ

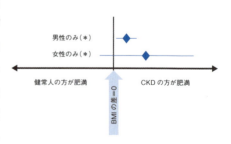

てしまいます（→p53）．

　CKDとBMIの関連性が性別で異なる（インターアクションがある）ことを言うためには男性と女性の信頼区間が重ならないことが重要です．サブグループ解析の結果をもとに，CKDの効果が男女で異なるというEffect ModificationやInteractionについての統計的エビデンスを説明するときの手順は，一方に有意差が出たけれどもう一方には出ないことを論ずるのではありません．正しくは回帰モデルにCKDと性別をあらわす変数の掛け算の項を入れ，その掛け算の項のP値をもって判断します．掛け算の項の有意差は一番下の行に出ていますが，P＝0.3086よりCKDのBMIに及ぼす影響が性別で変わるかどうかは統計的に有意な結果とはなりませんでした．

インターアクションと交絡は根本的にその性質が異なる

多重性の問題

　どのサブグループに効果があるかというインターアクションの解析を，手当たり次第行ってはなりません．データを見すぎることで有意差が出すぎてしまう**多重性の問題**が起こります．どのサブグループで解析を行うかはデータを解析する前に決めおき，行ったサブグループ解析やインターアクションの解析は結果に関わらずすべて報告するように心がけて下さい．

回帰木には要注意

　特定のサブグループで効果が特に違うかどうかを手あたり次第見てしまう解析に**回帰木**（Regression Tree）と呼ばれる手法があります．**クラス分類木**または**決定木**（Classification and Regression Tree：**CART**）とも呼ばれています．下の図が回帰木を用いた結果の図です．回帰木では特定のサブグループがアウトカム（この場合はBMI）がほかのサブグループより特に高いか低いかをデータを手あたり次第に見て決定する手法の一つで，下の図では糖尿病ありの患者さんで64.5歳未満のグループが一番BMIが高く，次に糖尿病でないが慢性腎臓病を罹患していて59歳未満のグループがBMIが高

いことを示しています．

　回帰木を用いた解析では，まず糖尿病ありなし，年齢，慢性腎臓病であるか否かの変数のそれぞれを用いて可能な限りデータを2分割します．例えば糖尿病ありとなし，慢性腎臓病か健常人かで2分割します．年齢は連続変数なので，最小値から順番にありとあらゆるカット値で2分割します．例えば30歳未満と以上で2分割，31歳以上未満で2分割，…65歳以上未満で2分割といった具合に．次に2分割されたそれぞれの群でBMIの平均を比較し，P値の一番小さいカット値で回帰木をまず2分割します．下の図では，糖尿病あり・なしの変数が一番P値が小さかったようで，回帰木はまず糖尿病のあり・なしで分岐されます．次に糖尿病ありの人のデータのみを用いて，年齢と慢性腎臓病の2変数を用い上記のステップを繰り返します．糖尿病なしの人のデータのみを用いても同様のステップを繰り返します．最後にBMIが最も高い（または低い）ようなグループを見つけ出します．回帰木を用いた解析はデータを見すぎることで，効果がある特定のサブグループを見つけてしまうので，そのままでは統計的有意差が過剰に出てしまうことが知られています．回帰木を用いるときは，**クロスバリデーション**や**ブートストラップ法**などにおいて結果の妥当性を評価することが求められます．

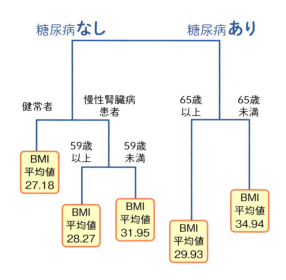

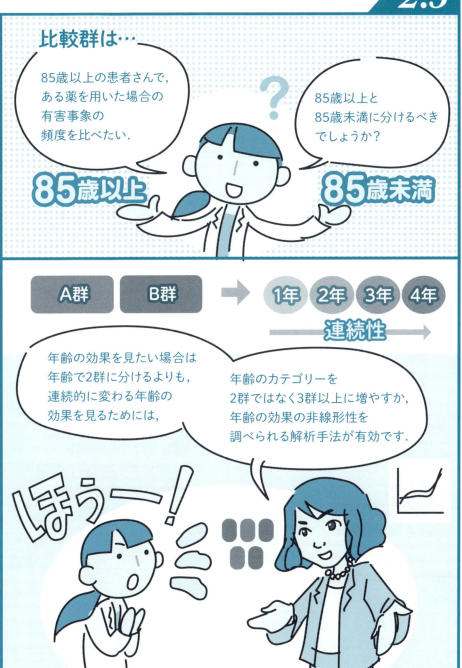

Column：操作変数法による背景調整

　傾向スコアによる比較群間の背景のズレの調整（→p115）は，あくまでもデータとして収集され，解析で考慮された背景因子に限定されます．これに対して無作為化は，データとして収集された背景も，されなかった背景も揃えることが可能です．傾向スコアでいくら背景がぴったり揃ったからといって，データとして収集されていない因子（未測定因子）を揃えることはできません．未測定因子における交絡に対処する方法として，**操作変数法**があります．操作変数とは，以下の2つの条件を満たす変数です．

条件1．暴露因子と相関をもつ（相関が強ければ強いほどよい）
条件2．暴露因子とは無関係にアウトカムとの間に相関を有さない

　Stukelらの行った，米国の65歳以上の国民健康保険制度Medicareのデータベースを用いた研究では，急性心筋梗塞で入院した患者に，初期治療としての心臓カテーテルの使用有無と1年後の死亡率に関連があるかを調べました．解析は傾向スコアによるマッチング法と，操作変数法が用いられ，操作変数には治療を受けた地域での心臓カテーテルの利用頻度が選ばれました．心臓カテーテルを積極的に行っている地域の病院で治療を受けると，心臓カテーテル治療を受ける確率が高く（条件1），かといって地域の心臓カテーテルの施術率は一人一人の患者さんの死亡率には直接的な影響はない（条件2）という仮定です．

　心臓カテーテル治療は，男性で，比較的若く，白人で，重症度が低く，入院施設の心臓カテーテル使用率高い患者ほど多く行われているという背景のズレが確認されました．この背景のズレを無視して行った解析ではハザード比が0.36と心臓カテーテル治療に過剰に効果が出てしまっています．傾向スコアでマッチされた被験者のみで行った解析ではハザード比は0.54，操作変数法を用いてさらに未測定因子の交絡を調整した解析ではハザード比は0.86でした．傾向スコアマッチングや操作変数法を用いて背景のズレ（交絡）を調整したため，心臓カテーテル治療効果は小さくなったものの，国民健康保険の12万人のビッグデータを用いたこともあり，心臓カテーテル治療の有効性に統計的な有意差が確認されました．

　このように，未測定因子による交絡への対処法など，観察研究のデータを無作為化比較試験の科学性に少しでも近づけるため，さまざまな統計手法が開発されています．

参考文献：
TA. Stukel, et. al. Analysis of Observational Studies in the Presence of Treatment Selection Bias. JAMA, 297:278-285, 2007

第3章

観察研究における効果的なデータ解析

3 観察研究における効果的なデータ解析

　ここまでで観察研究でもかなりいろいろなことができることを実感としてもてるようになったのではないでしょうか．ここからはさらに一段階進むため，次の図表などに関係する効果的なデータ解析についてアドバイスします．

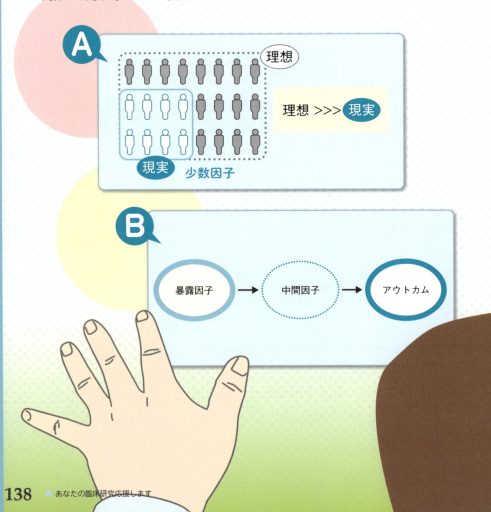

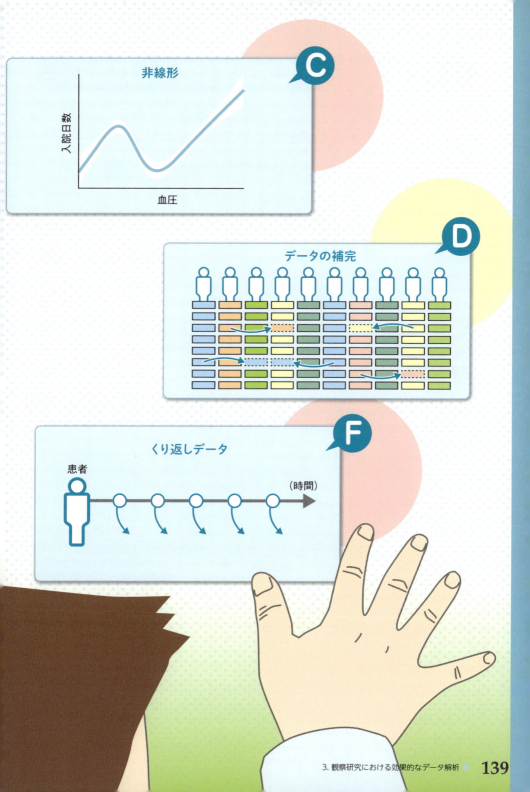

3.A 少数因子だけを調整する方法と注意点

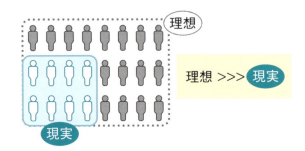

　ここまで取り上げてきた研究例はデータ数が十分だったので，調整したい背景因子をすべて同時に回帰モデルに入れることが可能でしたが，仮に総症例数が50人ほどしかなかったとしましょう．このとき50を15で割った合計3つの変数しかモデルには入れることはできません．その場合によく用いられる方法として，まず**最低限必要なものだけを補正する**というやり方があります．

[研究例11]
動脈硬化を計量化したAgatstonスコアに関連する因子を探索した．Agatstonスコアを3つのカテゴリーをもつ順序変数（1＝動脈硬化なし，2＝スコアが109未満，3＝109以上）に変換し，それをアウトカムとして，説明変数は各背景因子に年齢と性別を加えたもので解析した．ただし総症例数は50しかあつまらなかった．
この研究から得られたデータの背景は…

表．リウマチ患者の患者背景

背景因子	調整されたオッズ比 （95％信頼区間）[†]	P
収縮期血圧（SBP），mmHg	1.00（0.98-1.02）	0.70
拡張期血圧（DBP），mmHg	1.00（0.96-1.03）	0.85
心疾患の家族歴，％	1.16（0.54-2.51）	0.71
喫煙指数	1.02（1.00-1.04）	0.04
BMI，kg/m^2	0.96（0.91-1.02）	0.20
クレアチニン値，mg/dL	0.59（0.12-2.87）	0.51
総コレステロール，mg/dL	1.00（1.00-1.01）	0.30
HDL-コレステロール，mg/dL	0.99（0.96-1.01）	0.32
LDL-コレステロール，mg/dL	1.01（1.00-1.02）	0.14
赤血球沈降速度，mm/hour	1.02（1.00-1.04）	0.05

[†] ロジスティック回帰（比例オッズモデル）を用いて動脈硬化を起こす可能性について，年齢と性別で調整されたオッズ比（Adjusted OR）を求めた（Agatstonスコア＞109）

Chung CP, et al：Arthritis Rheum, 52：3045-3053, 2005 より引用

　すべての背景因子をモデルに同時に入れることができなかったため，とりあえず年齢と性別によるズレを考慮したうえで，それぞれの背景因子とAgatstonスコアの関連を見たのです．例えば，収縮期血圧と動脈硬化の関連を見た調整されたオッズ比（Adjusted OR）は1.0でP値＝0.70です．収縮期血圧の効果を解析するモデルには年齢と性別が交絡因子として入れられています．この意味は年齢と性別を補正したとき収縮期血圧は動脈硬化と関連しない，となります．

▶ 解析に用いた回帰モデル

目的変数（Agatston スコア），説明変数：（収縮期血圧，年齢，性別）
目的変数（Agatston スコア），説明変数：（拡張期血圧，年齢，性別）
目的変数（Agatston スコア），説明変数：（心疾患の家族歴，年齢，性別）
…
目的変数（Agatston スコア），説明変数：（赤血球沈降速度，年齢，性別）

上記についても同様に評価していきます．得られた結果は年齢と性別以外の背景因子（例えばBMIとHDLなど）で交絡となっている可能性ももちろんありますが，症例数の少ない**解析の限界**（Limitation）として「症例数が少なかったので，すべての交絡因子を解析で考慮することができなかった」などと論文に記載するとよいでしょう．

これとは対照的に，多くの論文では以下のようにいたるところに虫の食ったようなテーブルが使われています．

表．リウマチ患者の患者背景（仮）

背景因子	補正なしのオッズ比	P	補正されたオッズ比 (95% CI)	P
収縮期血圧（SBP），mmHg	1.01 (0.91-1.03)	0.70		
拡張期血圧（DBP），mmHg	1.02 (0.98-1.05)	0.85		
心疾患の家族歴，%	1.10 (0.50-2.47)	0.71	1.02 (1.00-1.04)	0.04
喫煙指数	1.05 (1.03-1.07)	0.04		
BMI, kg/m^2	0.93 (0.88-1.00)	0.20		
クレアチニン値, mg/dL	0.57 (0.10-2.85)	0.51		
総コレステロール, mg/dL	1.01 (1.00-1.02)	0.30	0.99 (0.96-1.01)	0.32
赤血球沈降速度, mm/hour	0.95 (0.89-1.01)	0.32	1.02 (1.00-1.04)	0.05

＊上の表の中の数値は論点をイメージするために作成した架空の数値です．

これは，単変量解析やコンピューターの自動選択法などで統計的な有意差の出たものだけを最終モデルに入れたという解析を用いたと思われます．最終モデルに3つの説明変数しか入っていないので，その結果しか記載できないからです．単変量解析はそれ自

体が交絡の影響を受けバイアスのかかった結果なので，それによって最終的なモデルに入れる変数を決めるのは言語道断です．また最終モデルに入っていない変数については最終的な多変量解析で考慮されなかったという意味になります．単変量解析で有意差が出たかでないにかかわらず，それらの変数がモデルに入れられていないことによって最終モデルはバイアスを帯びた結果であり，信憑性はないと考えてよいでしょう．

補正されたオッズ比の方が正しいと考えてよいので，補正なしのオッズ比を示すことにあまり意味はありません．Annals of Internal Medicineガイドラインとして単変量解析の結果に交絡の可能性がある場合は，単変量解析の結果の記載は控えるべきだとしています．

交絡になる因子はアウトカムに対して因果関係をもつ因子です．心血管イベントなどがアウトカムとなる解析では年齢，がんの患者さんで生存を見る場合は，パフォーマンスステータス（PS）などのベースラインの重篤性，炎症マーカーの値を研究終了時に比べる場合は，ベースラインの炎症マーカーの値など，アウトカムに大きく影響すると考えられる因子は必ず多変量解析で調整することを心がけてください．

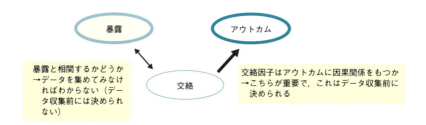

**単変量解析はバイアスのかかった結果なので
それによってモデルに入れる変数を決めてはいけない**

3.B 中間因子がある場合の方法と注意点

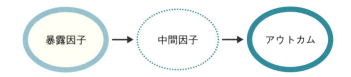

暴露因子とアウトカム以外の第3の因子についてこれまで,

交絡：第3の因子が比較群間でズレることによって間違った結果を導くことになる
インターアクション：第3の因子が治療など（比較しようとしている変数）の効果自体を変えてしまう

の2つに注目した多変量回帰モデルでの解析方法について話を進めてきましたが，ここでは中間因子（仲介因子）についてお話しします．

　中間因子とは，効果を検証したい暴露因子がアウトカムに及ぼす影響を説明するうえで非常に重要なもので，暴露因子とアウトカムのメカニズムを媒介していると考えられる因子です．スタチン投薬後のコレステロール値について考えてみましょう．

[研究例12]

脂質異常症治療薬であるスタチンと心臓病の因果関係について調べている.

スタチンをとることで総コレステロール値が減り,それにより心疾患が防げる(スタチンは中間因子である)とみなしていたところ,同僚から「コレステロールが高い人ほどスタチンを使うので,スタチン投薬前のコレステロール値はスタチンと心疾患の因果関係の交絡因子ではないか」と反論された.

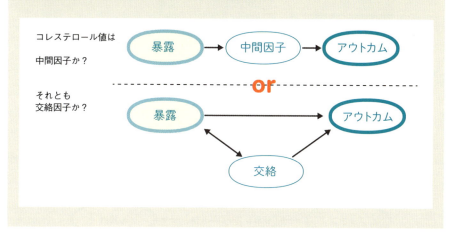

この同僚の意見(結論から言えば間違っています)にどのようにコメントすればよいでしょうか.まず,「スタチン投薬後のコレステロール値は下がる」ことがわかっていますので,それを図示すれば以下のようになります.

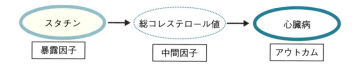

この図からスタチン投薬後のコレステロールはスタチンと心疾患の中間因子と考えてよさそうですね.念のため,同僚の意見のように,もしコレステロール値が交絡因子,すなわち,スタチンと心疾患の因果関係に交絡を引き起こすと仮定した場合も考えてみ

ましょう.次の3条件が満たされる必要があります.

① 総コレステロール値の高い人ほどスタチンを使う
② 総コレステロール値が高い人ほど心疾患が多いとわかっている
③ 投薬前の総コレステロール値はスタチンにより心血管イベントを軽減するメカニズムには関係ない

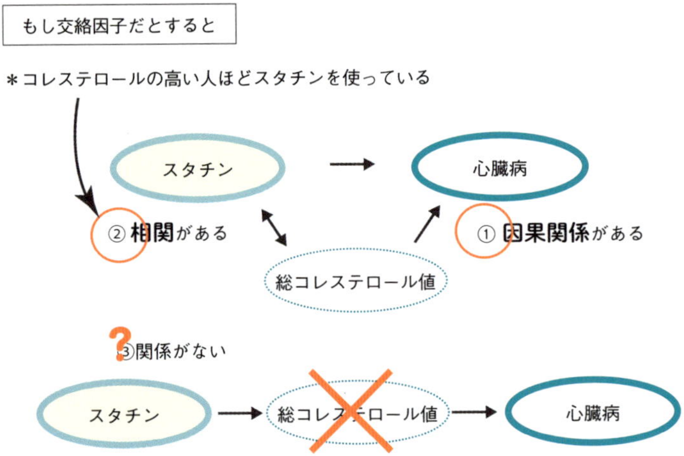

もし交絡因子だとすると
*コレステロールの高い人ほどスタチンを使っている
スタチン → 心臓病
② 相関がある ① 因果関係がある
総コレステロール値

③ 関係がない
スタチン → 総コレ✗テロール値 → 心臓病

一見成立しているようにも思えますが,③は投薬「前」の総コレステロール値であり,投薬後のコレステロール値から考えるとこの条件③が満たされません(すなわち交絡因子ではないことがはっきりします).

実際,スタチン投薬後のコレステロール値は交絡因子としてではなく,中間因子として解析します.解析には交絡を調整する解析と同様に多変量回帰モデルを用いますが,結果の解釈が交絡と中間因子の解析では明らかに違います.

交絡と中間因子の違い

交絡と中間因子の違いについてもう少しみてみましょう．

例えば，飲酒が肺がんに及ぼす影響を調べるために肺がんの発症をアウトカム，飲酒を説明変数に入れた回帰モデルによる解析を行います．この解析で仮に飲酒と肺がん発症に対して統計的な有意差が確認されても，第3の因子である喫煙を説明変数としてモデルに加えることで飲酒の有意差が消えてしまう場合は，飲酒は肺がんの発症に影響しないと解釈し，喫煙が交絡を引き起こしていたことがわかります．

一方，スタチンの投薬と心血管イベントの発症に統計的な有意差が確認されても，スタチン投薬後のコレステロール値を説明変数としてモデルに加えることで，スタチンの統計的な有意差がなくなってしまう場合は，スタチンは心血管イベントの発症に影響しない，とは言えず，コレステロール値は交絡を起こしていたとも言いません．この場合はスタチンがコレステロール値を下げたことで，心血管イベントを改善するというメカニズムを説明したエビデンスとして評価されることになります．したがって，スタチン投薬後のコレステロール値で調整した解析でスタチンの効果がゼロになっても，スタチンは心血管イベントに影響しないとは解釈しないのです．

つまり，交絡を調整する目的で多変量解析を行う場合は，中間因子を回帰モデルに加えてしまうと，暴露因子の効果をなくして（または弱めて）しまいます．暴露因子の効果がなくなったとしても，この場合は暴露因子の効果がないというわけではなく，暴露因子（スタチン）は中間因子（総コレステロール値）を軽減することによりアウトカム（心血管イベント）に影響する，と解釈できます．

中間因子の解析は**媒介解析**とよばれ1986年にBaronとKennyが以下の検証方法を提案したのをきっかけに広がりました．

① 暴露因子と中間因子の関連を示す多変量解析を行い，関連を示す
② 中間因子とアウトカムの関連を示す多変量解析を行い，関連を示す
③ 暴露因子とアウトカム因子で多変量解析を行う
④ ③の多変量回帰モデルに中間因子を説明変数として加える．
（注意）①～③の解析すべてにおいて，交絡因子を調整して行うこと

　この場合，中間因子とアウトカムは関連を示し，かつ①で確認されていた暴露因子の効果がなくなった場合（差がゼロ，オッズ比などの比が1に近くなるということ），暴露因子がアウトカムに及ぼす影響はほとんどが中間因子を介してのものであることがわかります（完全な中間因子）．効果がなくならなくても，軽減される場合は暴露因子がアウトカムに及ぼす影響は部分的に中間因子を介してのものであることがわかります（部分的中間因子）．

　ちなみに，中間因子の解説からは少し逸れますが，先ほどの例ではスタチン投薬前のコレステロール値は中間因子ではなく交絡因子と説明しました．しかし，このスタチン投薬前のコレステロール値はスタチン投薬の有無にかなり強くかかわっています．つまり，コレステロール値の低い人でスタチンを使っている人はいない，というデータの不均衡が起こりえます．そのため，交絡因子として調整するだけでなく，投薬される可能性が十分ある人（言い換えれば，アウトカムである心血管イベントに対して十分なリスクをもつ人）のみを解析に加えるなどの工夫が必要です．

　それではKoetheらが2012年にAIDS RESEARCH AND HUMAN RETROVIRUSESに発表した，「血清レプチンがHIV感染患者における肥満と炎症を仲介している」ことを示唆した解析についてみてみましょう．

[研究例13]

肥満と炎症のメカニズムにかかわっているマーカーについて，レプチンとアディポネクチンとレジスチンの3つのアディポカイン関連マーカーから探索した．アウトカムに炎症をあらわすタンパク質の発現量(C-Reactive Protein:CRP)を用い，多変量線形回帰モデルを用いてそれぞれのアディポカイン関連マーカーとの相関を調べた．

その結果，下のテーブルのような数値が得られた．

これより…

表A ● アディポカイン関連マーカーとCRPの関係

	β (95% CI)	p value
レプチン	1.95 (1.36, 2.80)	<0.001
アディポネクチン	0.74 (0.45, 1.21)	0.23
レジスチン	1.27 (0.90, 1.80)	0.18

Koethe JR et al, AIDS Res Hum Retroviruses, 28: 552-557, 2012 より引用

　CRPはかなり歪んだ分布をとるので対数変換し(Log(CRP))正規分布に近づけてから解析に用いています．交絡因子として線形回帰モデルには年齢・性別・$CD4^+$カウント・喫煙歴・NSAID使用有無・アスピリン・プロテアーゼインヒビター使用有無を説明変数として各アディポカイン関連マーカーをモデルに入れて調整しています．このときの解析の注意事項として，各マーカーは相関しているので，同じ線形回帰モデルに入れるのではなく，別々に入れることを気を付けてください．

アウトカム因子	説明変数としてモデルに投入された因子
Log (CRP)	レプチン 年齢・性別・$CD4^+$カウント・喫煙歴・NSAID使用有無・アスピリン・プロテアーゼインヒビター使用有無
Log (CRP)	アディポネクチン 年齢・性別・$CD4^+$カウント・喫煙歴・NSAID使用有無・アスピリン・プロテアーゼインヒビター使用有無
Log (CRP)	レジスチン 年齢・性別・$CD4^+$カウント・喫煙歴・NSAID使用有無・アスピリン・プロテアーゼインヒビター使用有無

表BではBMIなど肥満関連のパラメータとLog (CRP)の関連について調べています．

表B ●肥満関連のパラメータとLog(CRP)の関係

Body composition variable	Without adjustment for leptin			With adjustment for leptin		
	β1 (95% CI)		p value	β2 (95% CI)		p value
Body mass index	1.57	(1.11, 2.20)	0.02	1.22	(0.82, 1.80)	0.54
Waist-to-hip ratio	1.58	(1.06, 2.35)	<0.01	1.22	(0.81, 1.84)	0.03
Limb fat	1.82	(1.09, 3.02)	0.05	1.10	(0.60, 2.04)	0.85
Total body fat	2.16	(1.20, 3.88)	<0.01	1.41	(0.68, 2.92)	0.5
Total body % fat	2.45	(1.45, 4.14)	<0.01	1.62	(0.82, 3.19)	0.31
Trunk fat	2.55	(1.53, 4.25)	<0.01	1.83	(0.93, 3.59)	0.21
Trunk % fat	2.88	(1.70, 4.88)	<0.01	2.04	(1.01, 4.09)	0.12

Koethe JR et al, AIDS Res Hum Retroviruses, 28: 552-557, 2012 より引用

　表Aの解析で使用した背景因子を調整しながらレプチンを説明変数として加えた解析とそうでない解析で結果を比べています．BMI (Body mass index) を見てみると，レプチンが入っていないモデルではBMIとLog (CRP) の関連性をあらわすβの値が1.57ですが，レプチンが入るとBMIのβは1.22に変わっています．Waist-to-hip ratioやLimb fatなどその他の項目を見てもレプチンをモデルに投入することでその他の項目とLog (CRP) との関連をあらわすβの値が小さくなっていることがわかります※．
　こうしたことからレプチンが肥満と炎症の中間因子であることを指しています．

> ※注意：Koetheらの解析ではBaron-Kenny法による中間解析の①暴露因子と中間因子の関連を示す多変量解析（肥満とレプチンの関連）を見る解析は行われていません．レプチンを含むアディポカインマーカーは脂肪細胞を生産するホルモンなので，肥満との関連は既知であるのでこの解析は省かれたようです

◆本テーマをもっと詳しく知りたい方へ～次の一歩
→「Baron RM & Kenny DA」をキーワードにweb を検索してみましょう

検索例：Baron RM & Kenny DA：The moderator-mediator variable distinction in social psychological research: conceptual, strategic, and statistical considerations. J Pers Soc Psychol, 51：1173-1182, 1986

3.C 非線形解析の方法と注意点

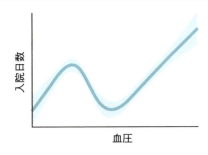

　通常の解析ソフトを用いたデータ解析は，アウトカムと説明変数の関係は上の図のような非線形な関係でなく直線的な関係（線形の関係）を想定しています．線形を想定してしまうと結果が間違って出てしまうこともよくあるのです．以下のデータをみてみましょう．

[研究例14]
集中治療室でケアされた800人の患者さんの入院後3日目の血圧と入院日数の関連を調べた．
プロットしたところ以下に示すグラフが得られた．
これより…

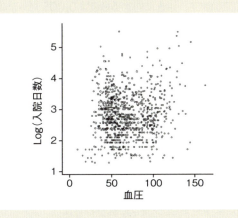

　これに解析ソフトで回帰直線をのせると次ページのようになります．

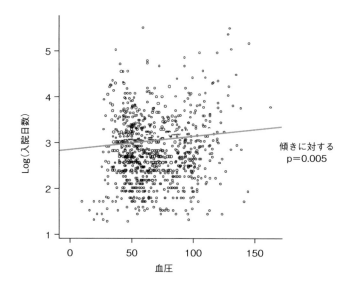

　散布図の上に描かれた回帰直線はまっすぐです．これは血圧が1上昇すると，Logの入院日数が一定量増加することを示していますが，この線がまっすぐである限り血圧が40〜41まで1上昇しても，130〜131まで1上昇しても変わらずLogの入院日数は一定量上昇することを示しています．傾きに対するP値は0.005だったので，血圧と入院日数の間には統計的に有意な相関があったことがわかります．このように説明変数が1上がると予測アウトカムが一定量増加（または減少）するような関連を線形の関連があると言いますが，果たしてこの解析は本当に正しいのでしょうか？

　線形性の仮定は無意識に行いがちですが実際の臨床データはもっと複雑であることがほとんどです．こうした，線形性を仮定しない場合の解析として最もよく使われる方法が，説明変数のカテゴリー化です．例えば血圧が50未満，50〜75，75〜100，100〜125，125〜150，150以上と25ごとのグループに分け，それぞれのグループでのLogの入院日数の平均値（または中央値）をグラフにあらわします．

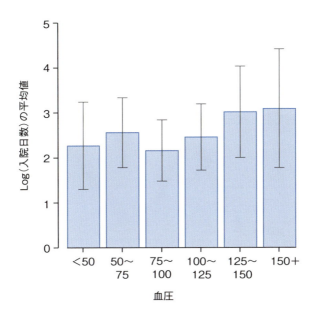

　これを見ると，血圧が50〜75までのグループのLog入院日数の中央値が75〜100のグループに比べ高いので，血圧が上がれば上がるほど入院日数が増えるというような線形性があるとは言えません．説明変数をカテゴリー化する解析は，グループの組み方を25ずつではなく10ずつといったように変えるとまた違った結果になる可能性もあり，あまりよい方法とは言えません．もっとよりよい解析法に**非線形の回帰分析**というものがあります．

　この解析は血圧をプロットしたグラフの横軸を分割し（下のグラフは6区間に分割しています），それぞれの区間で3次方程式を用いて血圧と入院日数の関係をグラフ化したもので，**制限的3次スプライン**（Restricted Cubic Spline）という方法を用いて解析しています．　データが少ない両端の区間のみ線形でグラフ化することから"制限的"（Restricted）と呼ばれています．

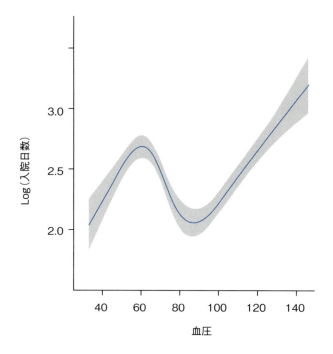

　制限的3次スプラインの手法は，解析には連続変数として収集した血圧のデータを用いることができるので，よりデータにフィットした解析を行うことが可能です．グラフのグレーの部分は信頼区間を表し，症例数が多ければ多いほど区間が狭く，症例数が小さければ小さいほど区間が広くなっています．前ページの棒グラフによる解析に比べ，非線形グラフはより具体的に血圧を入院日数の関連性がわかるのでたいへん興味深いですね．

　この解析では血圧が60までの範囲では血圧が高くなればなるほど入院日数が増加しますが，60を過ぎると90くらいまでは血圧が下がるほど入院日数が減るという逆の相関を示します．なぜこのような現象が起きるのでしょうか？　次はこの解析を入院中に死亡した患者とそうでない患者で分けてプロットしてみましょう※．

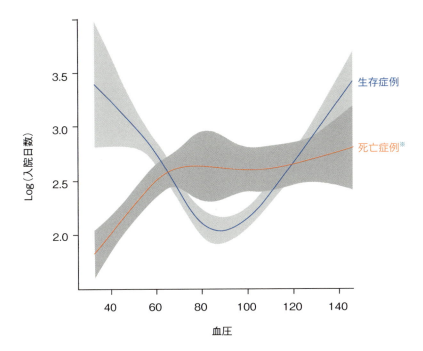

　上のグラフは，連続変数の血圧と死亡の2変数の掛け算の項を非線形回帰モデルに投入して，生存者と入院中に亡くなった患者さんと別々にプロットしたものです．死亡症例のみで見ると血圧が70までの範囲では血圧が低いほどおそらくより重篤で早く亡くなり入院日数がより短くなっていますが，生存例では血圧が90前後の患者さんが一番入院日数が短く，血圧は低すぎても高すぎても入院日数はより増加する傾向にあることがわかりますね．

　グラフのグレーの部分は信頼区間を表します．信頼区間の幅を見ると，血圧が50より低い範囲では死亡症例の方が多く，50以上は生存症例の方が多くなっています．前ページの生存・死亡症例を一括で見た解析では，血圧が60までは死亡症例が，それ以降は生存症例がより反映されたので，アルファベットのN字のような関連が出たのではないかと思われます．

> ※注意：通常は死亡データは回帰分析のアウトカム変数とすべきですが，ここでは非線形性を説明するうえでこのように紹介させていただいております．死亡データは通常，ロジスティック回帰かコックスの比例ハザード回帰でアウトカムとして用います．

このグラフをp152の死亡生存で分割しない直線のグラフと比べると，回帰モデルの組み方しだいで結果がかなり左右されることがわかります．複雑な回帰モデルを用いるとデータをより反映し，ベッドサイドの直観に近い結果を導くことができます．このような解析は，より多いデータを収集できる観察研究の利点と言えるでしょう．

◆本テーマをもっと詳しく知りたい方へ〜次の一歩
→ Frank Harrell Jr. :"Regression Modeling Strategies", Springer, 2001

3.D 欠損値補完の方法と注意点

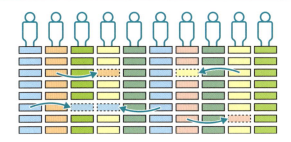

　ほとんどの解析において，全部そろっているデータしか解析に用いることができないことをご存知でしょうか？　次のデータは3.Cの非線形性の解析に用いたICUでの治療を受けた患者さんのデータです．

[研究例15]

ICUでケアされた患者さんの入院後3日目の血圧と入院日数の関連を調べた．
入院日数を予測するために多変量の線形回帰モデルが用いられ，下のデータセットに入っている説明変数がすべて回帰モデルに投入された．　ここで14人分のデータが得られていたが完全データの3人分しか解析には使えなかった．
これより…

slos	meanbp	hrt	pafi	bili	crea	ph	wblc	resp	temp	alb	sod	glucose	bun	urine
16	58	60	74		.8999023	7	16	10	37		135			
20	59	155	120	1.199951	.8999023	8	13	28	39		137			
5	60	150	167	2.199707	2.899902	7	0	40	36	3	129			
4	78	82	86	.6999512	1.000000	7		18	37		138			
8	58	165	91	.8999023	1.500000	7	9	16	39	2	143			
40	115	110	167	.6999512	7.399414	7	13	16	40		136			
44	50	95	107	2.399902	5.000000	8	14	12	39	4	144			
26	52	110	99		1.399902	8	8	10	39		141			
25	62	95	125	2.500000	2.899902	7	17	26	36	3	144	433	40	1240
18	50	120	393	5.500000	2.199707	8	26	28	39		133	213	65	5880
11	60	110	108		.5000000	7	22	36	36	3	135		16	1870
7	72	72	83	.6999512	.8999023	8	9	22	37	2	133	95	11	2050
6	75	100	329	35.00000	1.199951	7	11	10	38	2	136	106	19	3520
10	98	110	419		1.599854	7	13	36	39	2	134	157	25	1450

通常，多変量解析にはモデルに投入されたすべてのデータが揃った患者さんのデータしか用いることができません．つまり，せっかく14人分のデータがあったとしても，多変量解析にはすべての変数のデータのそろっている3人（黄色でハイライトされた部分）のデータしか用いることができないのです．完全に揃った人のデータしか用いられない解析を**Completeデータによる解析**とよんでいます．

　多くの変数を解析で考慮できるのが多変量解析のよいところですが，このようにCompleteデータのみを用いると，解析に入ることのできるデータに偏りが起こってきます．ICUでは重篤な患者さんの方が多くのデータを収集されている場合が多いので，データの揃った人だけを解析に入れると，より重篤な患者さんしか解析に入らないことになります．なので，この解析から得られた結果がICUのすべての患者さんに適用できないことになります．これをサンプリングバイアスによる**結果の一般化の問題**とよんでいます．交絡を調整するために多くの因子を入れた解析を行った結果，解析に用いられるデータがなくなってしまっては元も子もありません．

サンプリングバイアスを防ぐ

　データの欠損は観察研究では避けて通れないものですが，サンプリングバイアスを防ぐため，最近New England Journal of Medicine (NEJM) や，JAMAなどの医学雑誌ではデータの欠損を解析でいかに考慮するべきかを記載したガイドラインを発表しています．

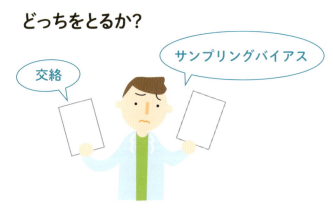

▶ NEJMの欠損データのハンドリングのためのガイドライン

① 研究計画を立てる際に，データの欠損を防ぐため適切な工夫がされているか？
② 欠損データが解析結果に及ぼす影響や，解析でどのように対処するかなどが研究計画で記載されているか？
③ 十分な数のデータが欠損している場合はデータの欠損を考慮した場合としない場合で解析結果を変えるかどうかの検討がなされているか？
④ Completeデータのみを用いた解析や単一補完法を用いる正当性が担保されているか？
⑤ 単一補完法よりは重みづけ推計方程式や多重補完法を推奨する．

訳出は著者による．出典：Ware JH, et al. Missing Data. NEJM, 367:1353 –1352, 2012

　①〜③にはもちろん十分注意してください．そのうえで注目すべきは④，⑤です．統計手法の発達に従い，最近は欠損データは統計的に補完（つくり出す）ことが可能です．

単一補完と多重補完

　欠損値の補完法には単一補完法と多重補完法があります．欠損値の補完法には色々な方法が考案されていますが，多く用いられている補完法は，欠損値を他のデータを用いて予測し，その予測されたデータで欠損値に代入するという方法です．

　例えば，75歳女性でリウマチを患っているA子さんの炎症マーカーの値が欠損している場合，若く健康な男性であるB男さんのマーカーの値を借りてくるのではなく，高齢な女性でリウマチを患っているC子さんから炎症マーカーの値を借りてくることによって，よりA子さんのマーカー値に近いもので補完できるというわけです．C子さんのデータで補完された一つのデータセットを使って最終解析を行います．これが**単一補完法**です．

　このときA子さんに似た人が1人ではなく10人いたとしたらどうでしょうか？ C子さんでなくD子さんから借りてきたらどうでしょうか？ 解析結果は変わることになります．多重補完法ではランダムにまずC子さんを選び，データを補完し欠損のないデータセットを一つ作りだしますが，そのあとに同じ欠損値をC子さんのデータではなくD子

さん，E子さんでもくり返し，何通りかの補完されたデータセットを作成します．保管されたそれぞれのデータセットを用いて最終的な解析を行います．欠損値が保管されたデータセットを複数個作り出すことから**多重補完法**として単一補完法と区別されています．

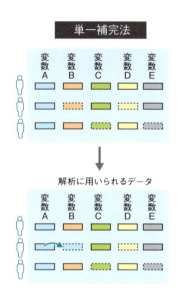

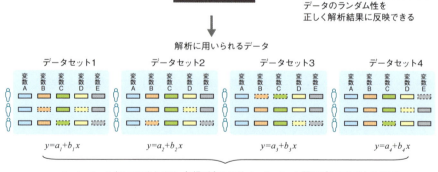

欠損の多いデータほど，補完された5つのデータセットの中身もそれぞれ大きく異なるので，補完されたデータセットを用いた解析結果も大きく異なることにつながります．欠損のデータがもともと少ないデータセットでは補完された5つのデータセットの中身はそれほど変わらず，解析結果もあまりぶれることはありません．多重補完のラストステップとして，補完されたそれぞれのデータセットを用いた複数の解析結果を最終的に統合し，1つの結果を出すわけです．補完データ間の解析結果にバラつきが大きければ，そのばらつきが統合された結果に反映されるので，多重補完法を用いた解析は，データの欠損が多いほど解析の結果の精度が落ちることを正しく反映することが可能です．

　単一補完法では，1つのデータセットしか作成できないので，データの半分以上が欠損している場合でも，少ししか欠損していない場合でも補完されたデータはすべての欠損が埋められたデータセットとなることから，統計的な有意差が過剰に出すぎる欠点があります．100人のデータで99人に欠損があった場合と1人に欠損があった場合，もちろんデータの信頼性は1人しか欠損データのない方が高いということになり，多重補完ではそれが正しく反映されますが，単一補完法ではそれができない点からも，NEJMでは多重補完法をできるだけ用いるように推奨しています．

◆本テーマをもっと詳しく知りたい方へ〜次の一歩
→ Donald Rubin："Statistical Analysis with Missing Data, 2nd ed", Wiley, 2002

3.E 不死身バイアスの考え方と注意点

観察研究の解析では，時間をどう扱うかで結果に大きなバイアスが入ってしまうことがよくあります．例えば，脂質異常症治療薬であるスタチンをCOPDの患者さんに投薬することで，生存時間が延びるということを見たい研究を例に考えてみましょう．COPDと診断された日を追跡開始時点とし，そこから死亡をアウトカムとして追跡します．Aさんは追跡開始後1年間はスタチンを服用せず，1年後初めて服用し，その後1年間生存しました．Bさんは追跡開始後3カ月スタチンを服用しないまま亡くなりました．

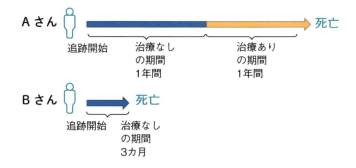

この解析で，結果としてスタチンを使ったかどうかで群別し，スタチン使用群と非使用群の生存時間を比べた場合，Aさんの生存時間を2年，Bさんの死亡時間を3カ月として解析してしまうと，スタチン使用群の生存時間が実際よりも1年長くなってしまい，スタチンが効いていなくてもスタチンに効果があったかのような結果が出てしまう可能性が高くなります．Aさんは最初の1年間はスタチンを使わなかったわけですから，その時間は非使用群でカウントしなければいけなかったのです．Aさんは使ったおかげで2年間生存したのではなく，生存できたからスタチンを使うことができたのかもしれません．逆にBさんは早く亡くなってしまったせいでスタチンを使う機会も少なかったと考えられます．これを疫学の専門用語で**不死身バイアス**と呼んでいます．スタチンを使うためには生存していなければならず（不死身でいなければならず），スタチン使用前の生存時間をスタチン使用群としてカウントしてしまうことで，スタチンに必要以上に効果があったとしてしまうバイアスです．観察研究ではこのように暴露の起こった時間を解析上無視すると大きなバイアスが起こってしまうので，データを収集する際には暴露の起こった時間などもしっかり記録しておくことが大切です．

不死身バイアスを見破る方法

　カプランマイヤー図の時間ゼロの時点に注目します．スタチンありの群では追跡開始スタート時点で14人いると記載されていますが，タイムマシーンに乗ってスタート時点へ行ったとき，14人全員がその時点ですでにスタチンを使っていたのかどうかを考えます．この時点ですべてがスタチンを使っていなければ不死身バイアスの可能性あり，となります．

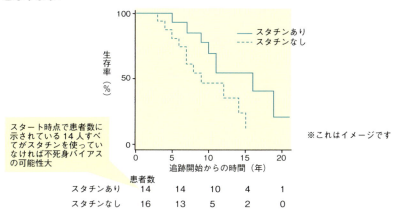

アカデミー賞を取れば長生きできる？

　不死身バイアスの有名な例ですが，アカデミー賞を取った俳優が長生きできるという論文があります．解析にはカプランマイヤー図を用いた生存率解析とログランク検定によるP値が使用されました．以下にその図を示します．みなさんは，この解析には明らかに問題があることがわかるでしょうか．

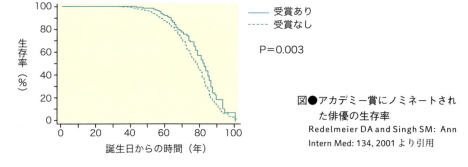

図●アカデミー賞にノミネートされた俳優の生存率
Redelmeier DA and Singh SM: Ann Intern Med: 134, 2001 より引用

カプランマイヤー図では追跡開始が誕生日になっているのがわかります．先述した「不死身バイアスを見破る方法」をここで使ってみましょう．アカデミー賞受賞あり群に群別された俳優・女優達は誕生した時点で受賞しているでしょうか．答えは明らかにNOです．しかし，この解析では受賞した年齢にかかわらず，受賞した俳優や女優たちは生まれた瞬間から，受賞あり群に群別されてしまっているのです．例えば，63歳で受賞した俳優は，63歳までは受賞しなかったにもかかわらず，その時間も，受賞あり群としてカウントされています．

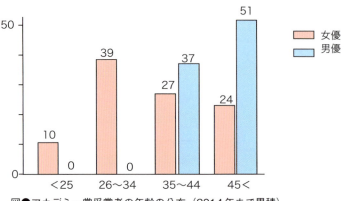

図●アカデミー賞受賞者の年齢の分布（2014年まで累積）

受賞と年齢が無関係であったとしても，受賞までの時間を受賞あり群としてカウントした解析では不死身バイアスが起こります．アカデミー賞受賞者の年齢の分布をみると，もちろん10代，20代よりも30代，40代のほうが受賞しやすいといえるので，そのバイアスの程度も大きくなることがわかります．受賞したから長生きしたのではなく，ある程度長生きしないと(年齢を積まないと)受賞できないというだけのことではなかったのでしょうか．この論文を受けてSylvestreらは受賞までの時間は受賞なし群，受賞して初めて受賞あり群に群別する時間依存性生存率解析を用い，同データを再解析したところ，アカデミー賞受賞と生存率には関連が示されることはありませんでした[1]．

医学論文のいたるところに潜む不死身バイアス

この不死身バイアスは医学論文のいたるところに見受けられます．薬剤疫学の大家であるSuissa氏は，糖尿病患者の治療薬SGLT2阻害薬の有効性を調べた国際的なCVD-

REALデータベース研究[2]で，不死身バイアスにより，SCLT2阻害薬使用群の生存率を過大に示している可能性があると示唆しています[3]．CVD-REAL研究はドイツ，アメリカ，スウェーデン，ノルウェイ，イギリスの5つの国で保険，電子カルテ，国のレジストリーなどを用いて，2012年11月～2013年7月までに2型の糖尿病を発症し，かつSGLT2阻害薬または何らかの血糖降下薬を使用した患者を対象に行なったものです．どちらかの薬剤を用いた最初の日をIndex日とし，その日から当該薬剤の最終使用日まで追跡し，追跡期間内に起こった死亡をイベントとして，16万人のSGLT2阻害薬使用群と12万人のSGLT2以外の血糖降下薬使用群で死亡率を比べました．Suissa氏は，SGLT2阻害薬使用群において，SGLT2阻害薬以外の薬剤を初めて使用したIndex日から，SGLT2阻害薬を使用しはじめるまでの時間が，SGLT2阻害薬使用群としてカウントされており，これによりSGLT2阻害薬使用群の死亡率が無作為化比較試験で得られた死亡率を50％以上も下回る結果が示されたのではないか，と不死身バイアスを示唆しています．

この解析ではIndex日におけるデータによる傾向スコアマッチングが行われ，追跡開始日では両比較群間の背景は揃えたうえで解析が行われましたが，不死身バイアスについては残念ながら解析で考慮されていませんでした．追跡中に病気の状態が変わり，使用薬剤が変わった場合は，使用薬剤が変更になった時点で背景調整する必要があります．時間依存性解析を行うことが推奨されますが，そのためには，SGLT2阻害薬の使用開始時間をデータとして収集し，その時点における背景情報もデータとして収集することが大切です．

参考文献
1）Sylvestre MP, et al：Do OSCAR winners live longer than less successful peers? A reanalysis of the evidence. Ann Intern Med, 145：361-363, 2006
2）Kosiborod M et. al.: Lower Risk of Heart Failure and Death in Patients Initiated on Sodium-Glucose Cotransporter-2 Inhibitors Versus Other Glucose-Lowering Drugs: Circulation, 136：249-259, 2017
3）Suissa S.: Lower Risk of Death With SGLT2 Inhibitors in Observational Studies: Real or Bias? Diabetes Care, 41:6-10, 2018

◆本テーマをもっと詳しく知りたい方へ～次の一歩
→ Terry Therneau and Patricia Grambsch, "Modeling Survival Data: Extending the Cox Model", Springer, 2000

3.F リピートデータ解析の方法と注意点

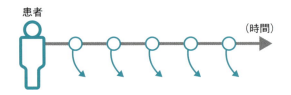

　介入研究の決定版である無作為化研究は新薬群に割り付けられた人のデータを，比較対象群に割り付けられた全く別の人たちのデータと比較します．通常の臨床現場では，無作為化研究のように患者さんのデータをあかの他人のデータと比較するというのは，あまり行わないのではないでしょうか？　臨床研究とはベッドサイドで行われていることを反映した研究であるべきだと私は思っています．ベッドサイドでは，同一の患者さんのなかで変化を観察するということではないでしょうか．

　例えば，毎日ベッドサイドで1人の患者さんを観察して，どんなことをやっても変わらなかった検査値が，ある治療を施したとたんに変わった．それも1度や2度ではなく．そんなときに，この治療法には何かがあると思うでしょう．そのときに他人のデータと比較をしようと思いますか？　そうなんです．真の臨床研究とは無作為化比較試験のように全く異なる他人のデータと比べるよりも，同じ人を丁寧に観察して，1人の患者さんのなかで何かを探っていくのではないでしょうか？　これを可能にするのがリピートデータの解析なのです．**リピートデータ**とは同じ人からくり返し測定するデータを言います．

疫学的にはよくない研究，統計的に優れたデータ

　1番原始的なリピートデータの解析は，私がデザイン的にあまりよくないといっている介入の前後でアウトカムの変化を調べる解析（前後比較→p46）です．降圧薬を研究に参加した患者さん全員に投薬して，治療を行う前の血圧と行った後の血圧の平均を比較する検定です．ベースライン対照の研究は，プラセボ効果といった患者さんの気のせいからの効果や，時間の効果などさまざまなバイアスを含むので，疫学的にはよい研究とは言えません．しかし，統計的には自分自身のデータを比較群と置くことにより，交絡も起こらない（自身のデータと比較する場合は背景は全く一緒だからです），また変動に注目することにより，患者間の違いによるデータのばらつきも最小限に抑えられるため，統計的には非常に優れたデータと言えます．介入前の一時点で採ったデータを介入後の一時点と比べるデザインでは，当然プラセボ効果や時間の効果などは排除しきれませんが，何回もデータを長期間くり返し計測することで，プラセボ効果や時間の効果を解析し，それらを考慮したうえで治療の効果を解析することが可能です（→p51）．

　例えば，プラセボ効果など心理的な効果は2, 3カ月でなくなってしまうことが多いので，長期的なデータを採ることで治療効果とプラセボ効果を見分けることはある程度可能となります．また時間による改善も，治療前に一時点のデータだけでなく長期的にデータを観測することで，時間の効果なのか，実際の治療の効果なのかを見分けることも可能です．

本当の意味でのベッドサイドの観察

1.1で比較群を置く重要性については力説しました．患者さん自身をコントロールと置くことで治療の効果を見ることが可能です．

例えば，慢性疼痛をもつ患者さんに治療を行う前の3カ月間ほど前から痛みのスコアを1週間ごとに計測します．ほうっておけば少しずつ痛みがひどくなっていることがわかりますね．治療開始してからも1週間ごとに痛みのスコアを計測すると，だんだんよくなっていることがわかりました．統計的な比較は，治療なしと治療ありの期間の痛みのパラメータの週あたりの変化率，つまり下の図ではデータ上に引いた2本の直線の傾きの差に統計的な有意差があるかどうかで行います．P値が0.05より小さければ2つの直線の傾きは違う，つまり治療開始後痛みは治療開始前に比べよくなっていることがわかります．

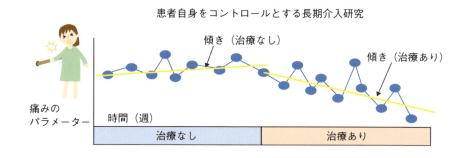

患者自身をコントロールとする長期介入研究

別のデザインも考えてみましょう．下の図は治療を行う期間とそうでない期間をくり返すことで，治療を行ったときに痛みのスコアがよくなるかを調べる解析です．

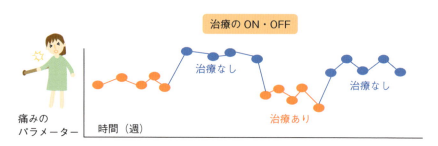

ID	VAS	日	年齢	治療	雨	寝不足	痛み止め
1	50	1	50	0	0	0	0
1	55	2	50	0	1	1	1
	…	…	…				
1	48	9	50	1	0	0	1
1	60	10	50	1	0	1	0
2	49	5	79	0	1	0	0
2	65	6	79	0	0	1	1

　データは毎日観察し，痛みのスコアであるVASと計測日，その日に治療したかしなかったかをあらわす変数とともに，治療の効果にバイアスを与えるようなデータも一緒に収集します．この場合，治療の効果にバイアスを与えるようなデータとは痛みに影響するような項目です．例えば，その日に雨が降ったか，寝不足だったか，痛み止めを飲んだかなどです．このデータは1人の患者さんだけでなく，もちろん複数人の患者さんから収集すればより統計的な検出力が増すことになります．

　このように1人の患者さんからくり返しデータを集めることで，患者内のデータの変動に注目することができ，より少人数でも統計的な有意差を検出することが可能になります．

　まずは本当の意味でのベッドサイドの観察をしてみてください．

◆本テーマをもっと詳しく知りたい方へ～次の一歩
→ Diggle PJ et al , "Analysis of Longitudinal Data 2nd ed", Oxford University Press, 2013

メッセージ

そして，どのような臨床研究を目指せばよいのか？

　アメリカではNIHの研究費を取ることが研究者としての登竜門とされており，若手研究者はまずK23というグラント獲得を目指します．多くのNIHのグラント申請書では3つの目的(Aim)について研究を企画します．私も多くの若手の医師とグラント獲得を目指しましたが，その中で大変心に残るエピソードがあります．

　その若手医師Jinは3つのAimをこう決めていました．

　1番目のAim：　ある疾患のリスク因子を多変量解析で見つける
　2番目のAim：　そのリスク因子について，詳細を記述する
　3番目のAim：　そのリスク因子について介入研究を行う

　研究計画について相談をうけた指導医は，静かに彼の眼をまっすぐに見つめながら，こう言いました．「Jin，統計解析の結果で内容が変わるようなAimは持たない方がよい．NIHのレビューアもそのような考えのない研究者には，大事な研究はさせられないときっと思うだろう．医師としてベッドサイドで君は何を思うのか．一生かけて取り組むべき課題をデータを解析する前に見つけなさい．」

多くの研究者は,「統計的な有意差がでないと何も言ってはいけない」というように統計的なエビデンスを重視しすぎるあまり,ベッドサイドの直観をもつことを恐れているような気がします.ベッドサイドの直観をもとに,データを苦労して集めても統計的有意差が出ないとき,まるでベッドサイドの仮説が間違っていたかのように思った人は多いのではないでしょうか？そのときはベッドサイドの直観が間違っているのではなく,間違った統計手法や間違ったデザインで研究を行っていることもあるかもしれません.本書を通してお示したかったのはこの点です.総計手法はあくまでツールなのです.ツールに振り回されるのではなく,まずは臨床です.

　まずは本当の意味でのベッドサイドの観察をしてみてください.そして仮説が見つかったら,まずはエビデンスを積み上げていくことから始めましょう.

　臨床研究は一生をかけて行うものだと,アメリカの指導医は若手医師によく話していました.登山のように,一歩一歩踏みしめながら頂上を目指していってください.少し疲れたら,少し休んで,是非,正しい研究デザインについて,正しい統計手法について,学んでみてください.この書がその一助になれればこの上なく嬉しく思います.

2019年3月

桜の便りを聞きながら

新谷　歩

索引

欧文

1群の割合をある数値と比べる …… 38
2群の割合を比べる …… 37
2重盲検 …… 28
2値の変数 …… 110
3重盲検 …… 29
3値以上 …… 111
10分割交差検証 …… 126
Clinical Trialsの定義 …… 65
Complete データ解析 …… 158
cRCT …… 31
Effect Modification …… 132
Modifyできるもの …… 58, 132
pRCT …… 31
PROBE法 …… 30
P値 …… 34, 53, 130, 152, 163, 168
Validation …… 125

和文

あ行

アカデミー賞 …… 163
医学的に正当な理由 …… 40
逸脱 …… 110
インターアクション …… 132
ウォッシュアウト期間 …… 50

後ろ向き研究 …… 67
疫学的にはよくない研究 …… 167
エビデンス …… 13, 57, 71, 91
エラーには2種類ある …… 14
オーバーアジャストメント …… 123
オプトアウト …… 18, 68
オプトイン …… 18, 68

か行

回帰木 …… 133
回帰モデル …… 107, 112, 125
回帰モデルの選択 …… 109
解析の限界 …… 43, 142
外的妥当性 …… 32
介入 …… 50, 63, 65
介入研究 …… 59, 65, 76, 80, 86, 88
科学性 …… 13, 32, 57, 76, 79, 91, 101, 136
偏り …… 14
カプランマイヤー法 …… 98, 113, 163
環境 …… 22
観察研究 …… 59, 65, 72, 74, 76, 80, 86, 88, 96, 101, 116, 138
患者背景 …… 27, 95, 98, 103, 119, 141
完璧な研究よりも …… 71
既知の値 …… 38
休薬期間 …… 50
共線性の問題 …… 123
組入れ基準 …… 19, 23, 47, 94

組み込み …… 121, 122
組み込める数 …… 121
クラスターランダム化試験 …… 31
クロスオーバー試験 …… 50
クロスバリデーション …… 126, 134
計画する際に考える …… 83
傾向スコア …… 115
軽微な侵襲 …… 61, 81
欠損値補完 …… 157
欠損データのハンドリングのためのガイドライン …… 159
研究外対照 …… 23
研究外非同時対照 …… 26
研究内対照 …… 23
研究内非同時対照 …… 25
研究の設定 …… 27, 67
研究例 …… 19, 24, 29, 37, 38, 46, 48, 98, 104, 118, 141, 145, 149, 151, 157
効果修飾 …… 132
交差検証 …… 126
交絡 …… 101, 103, 104, 107, 147
コラム …… 21, 32, 43, 53, 94, 115, 136

さ行

サブグループ解析（サブ解析） …… 104
サンプリングバイアス …… 158
時間依存性生存解析 …… 21, 164
自然治癒力 …… 16
時点マッチ法 …… 21
主観 …… 17, 22, 23, 31

主観的なアウトカム……… 22
順序変数 ……………… 111
少数因子 ……………… 140
症例数計算 …………… 34, 36
侵襲 ……………… 61, 65, 81
制限的3次スプライン …… 153
全員介入の試験 ………… 13
前後比較 ……… 25, 44, 47, 49
センサリング ………… 110
操作変数法 …………… 136
層別無作為化 …………… 27

た行

タイミング ………… 22, 24, 67
多重性の問題 ………… 133
多重補完 ……………… 160
正しい比較群 ……… 15, 22, 41
正しい引き算
 ……………… 13, 15, 25, 33, 94
多変量回帰モデル ……… 108
多変量解析 ………… 107, 112
単一補完 ……………… 159
単群試験 … 10, 13, 36, 40, 43, 76
単盲検 ………………… 28
置換ブロック法 ………… 27
致命的な欠陥 ……… 14, 31, 69
中間因子 ……… 101, 144, 147
長期トレンド …………… 51
治療者 ……………… 20, 28
次の一歩 … 150, 156, 161, 165, 169
適用 …………………… 80
データ収集 ………… 22, 24, 67

同意の取り方 …………… 19
統計的な有意差 ……… 25, 35, 41, 53, 130, 132, 142
統計的によい ……… 46, 167
同時対照 ……………… 24
投薬コホート研究 ……… 49
特定臨床研究 ……… 79, 85

な行

内的妥当性 …………… 32
内部検証 ……………… 125
日常診療の範囲 ………… 60
ネットワークメタ解析 …… 94

は行

バイアス ……… 14, 20, 24, 32, 94, 115, 132, 143, 158, 162
背景調整 …… 30, 98, 107, 115, 136
パイロット試験 ………… 41
暴露 …………………… 21
暴露因子 ……… 101, 123, 144
比較群 ………………… 23
引き算 ……… 13, 15, 25, 33, 94
被験者 ……………… 16, 17
ヒストリカル対照
 ……………… 26, 36, 40, 43
非線形解析 ………… 151, 153
必要な手続き …………… 85
非同時対照 …………… 24
評価者 ……………… 22, 29
フォレストプロット …… 131
不死身バイアス ……… 20, 162

ブートストラップ法 … 127, 134
プラグマティック試験 …… 34
プラセボ効果 …………… 17
不利益 ………… 13, 79, 86
分類 ………… 59, 70, 86, 88
ベースライン対照 …… 25, 46
ベッドサイド ………… 168

ま行

前向き研究 ……………… 67
無作為化 ……… 14, 21, 27, 30, 32, 69, 91, 98, 101, 115, 136
無作為化比較試験 …… 31, 76, 86, 88, 91, 94, 136, 165
メタ解析 ………………… 94
盲検化 ……………… 14, 28, 30
モニター効果 …………… 17

ら・わ行

ランダムなエラー ……… 14
ランダムに割り付ける
 …………………… 27, 50
ランドマーク法 ………… 21
利益 ………………… 13, 76
リスク因子 …………… 100
リピートデータ解析 …… 166
臨床研究の作法 ………… 54
臨床研究法 ……… 79, 80, 84
論文化 ……………… 33, 70
割り付け ……… 27, 65, 166

索引 **173**

著者プロフィール

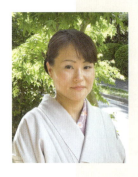

新谷　歩（しんたに　あゆみ）

現職：大阪市立大学大学院医学研究科医療統計学講座教授

1996年米国エール大学修士課程修了．2000年米国エール大学博士課程修了．2001〜'07年 ヴァンダービルト大学医療統計学部講師．'07〜'13年ヴァンダービルト大学医療統計学部准教授．'13〜'16年 大阪大学大学院医学系研究科臨床統計疫学寄附講座教授を経て現職．現在，厚生労働省厚生科学審議会臨床研究部会委員，厚生労働省厚生科学審議会患者申出療養評価会議評価員も兼務．著書に「今日から使える医療統計」（医学書院）「みんなの医療統計（講談社）」がある．

ヴァンダービルト大学在籍中は医師研究者の育成を目的とした臨床研究修士コースで10年以上150人に及ぶ医師サイエンティストの育成に携わりました．ここ数年AMED事業や臨床研究部会で研究倫理と科学性についてディスカッションする機会が増え，それを通して心に抱いた「統計と研究の科学性」についての思いを本書にまとめました．学内外の非常に多くの研究者のみなさまからいただく相談の大半は，統計に関する事柄ではなく，研究の科学性に直結する研究デザインに関する事柄です．臨床研究法で問われている研究の科学性の理解について，少しでもお役に立てれば本当に嬉しく思います．

【注意事項】本書の情報について
　本書に記載されている内容は，発行時点における最新の情報に基づき，正確を期するよう，執筆者，監修・編者ならびに出版社はそれぞれ最善の努力を払っております．しかし科学・医学・医療の進歩により，定義や概念，技術の操作方法や診療の方針が変更となり，本書をご使用になる時点においては記載された内容が正確かつ完全ではなくなる場合がございます．
　また，本書に記載されている企業名や商品名，URL等の情報が予告なく変更される場合もございますのでご了承ください．

あなたの臨床研究応援します
医療統計につながる正しい研究デザイン，観察研究の効果的なデータ解析

2019年5月 1日 第1刷発行	著　者	新谷　歩
2019年6月20日 第2刷発行	発行人	一戸裕子
	発行所	株式会社 羊　土　社
		〒101-0052
		東京都千代田区神田小川町2-5-1
		TEL　03（5282）1211
		FAX　03（5282）1212
		E-mail　eigyo@yodosha.co.jp
		URL　www.yodosha.co.jp/
© YODOSHA CO., LTD. 2019		
Printed in Japan	印刷所	日経印刷株式会社
ISBN978-4-7581-1851-4		

本書に掲載する著作物の複製権，上映権，譲渡権，公衆送信権（送信可能化権を含む）は（株）羊土社が保有します．
本書を無断で複製する行為（コピー，スキャン，デジタルデータ化など）は，著作権法上での限られた例外（「私的使用のための複製」など）を除き禁じられています．研究活動，診療を含み業務上使用する目的で上記の行為を行うことは大学，病院，企業などにおける内部的な利用であっても，私的使用には該当せず，違法です．また私的使用のためであっても，代行業者等の第三者に依頼して上記の行為を行うことは違法となります．

JCOPY　<（社）出版者著作権管理機構　委託出版物>
本書の無断複写は著作権法上での例外を除き禁じられています．複写される場合は，そのつど事前に，（社）出版者著作権管理機構（TEL 03-5244-5088，FAX 03-5244-5089，e-mail：info@jcopy.or.jp）の許諾を得てください．

羊土社のオススメ書籍

ぜんぶ絵で見る 医療統計
身につく！研究手法と分析力

比江島欣慎／著

まるで「図鑑」な楽しい紙面と「理解」優先の端的な説明で、医学・看護研究に必要な統計思考が"見る見る"わかる．臨床研究はガチャを回すがごとし…？！統計嫌い克服はガチャのイラストが目印の本書におまかせ！

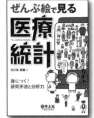

- 定価（本体2,600円＋税）　A5判
- 178頁　ISBN 978-4-7581-1807-1

スッキリわかる！臨床統計はじめの一歩 改訂版
統計のイロハからエビデンスの読み解き方・活かし方まで

能登 洋／著

エビデンスを診療やケアに活かすための超入門書！「論文を読む際はどこを見る？」「臨床研究は何から始めるべき？」などの初歩的な疑問が数式なしでスッと理解できます．EBMを実践したい医師・看護師にオススメ！

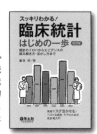

- 定価（本体2,800円＋税）　A5判
- 229頁　ISBN 978-4-7581-1833-0

メディカルスタッフのための ひと目で選ぶ 統計手法
「目的」と「データの種類」で簡単検索！適した手法が76の事例から見つかる，結果がまとめられる

山田 実／編
浅井 剛, 土井剛彦／編集協力

誰もが悩む「統計手法の選択」を解決！76の研究事例を「目的×データの種類」でマトリックス図に整理．適した手法がたちまち見つかる！その手法を使う理由の他，解析結果の記載例も紹介，学会発表にも役立ちます．

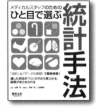

- 定価（本体3,200円＋税）　A4変型判
- 173頁　ISBN 978-4-7581-0228-5

短期集中！オオサンショウウオ先生の 医療統計セミナー
論文読解レベルアップ30

田中司朗, 田中佐智子／著

一流医学論文5本を教材に，正しい統計の読み取り方が実践的にマスターできます．数式は最小限に，新規手法もしっかりカバー．怒涛の30講を終えれば「何となく」の解釈が「正しく」へとレベルアップ！

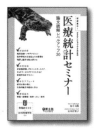

- 定価（本体3,800円＋税）　B5判
- 198頁　ISBN 978-4-7581-1797-5

発行　羊土社 YODOSHA
〒101-0052　東京都千代田区神田小川町2-5-1　TEL 03(5282)1211　FAX 03(5282)1212
E-mail : eigyo@yodosha.co.jp
URL : www.yodosha.co.jp/

ご注文は最寄りの書店，または小社営業部まで